Maria Steinbauer
Johann Taucher

Integrative Maltherapie

Eine Brücke zu Patienten
mit psychischen Störungen

SpringerWienNewYork

Dr. Maria Steinbauer
Dr. Johann Taucher
Universitätsklinik für Psychiatrie,
Graz, Österreich

© 1997 Springer-Verlag/Wien
Printed in Slovenia

Lithos: Seyss GmbH · Pre-Press- & Medien-Services/Wien
Druck: DAN, Ljubljana, Slowenien
Graphisches Konzept: Ecke Bonk
Gedruckt auf säurefreiem, chlorfrei gebleichtem Papier – TCF

Mit 164 farbigen und 3 Schwarzweiß-Abbildungen

Die Deutsche Bibliothek – CIP-Einheitsaufnahme

Steinbauer, Maria:
Integrative Maltherapie : eine Brücke zu Patienten mit
psychischen Störungen / Maria Steinbauer ; Johann Taucher. –
Wien ; New York : Springer, 1997
ISBN 3-211-82887-7
NE: Taucher, Johann:

ISBN 3-211-82887-7 Springer-Verlag Wien New York

Geleitwort

Kunst kann heilen. Schon beim Betrachten eines Bildes – etwa aus dem Zyklus „Die Badenden" von Paul Cézanne – können Kathartisches wirksam, Einsichten bewußt werden, Probleme und Konfliktsituationen zu Tage treten. Das berühmte „Aha-Erlebnis" wird seinen Effekt zeigen. Beim Verlassen einer Bilderausstellung weiß man meist mehr von sich als beim Betreten derselben.

Doch darum geht es in dem vorliegenden Werk nicht. Es geht um Heilmethoden, nicht um Kunst. „Das Kunstwerk ist auch für seine Empfänger nicht gemacht zur Heilung von Not und Angst", legt A. Muschg (Literatur als Therapie) nahe. Es werden zwar Elemente, die dem Künstler vertraut sind, wie Sich-Versenken, In-sich-Hineinhören und Aus-sich-Herausfördern, auch in der hier dargestellten Praxis der Maltherapie angewandt, doch wird auf die ästhetische Handschrift so gut wie kein Wert gelegt, diese wird weder verlangt noch geübt, es geht nicht um eine Malschule, es geht um das allmählich bewußt werdende Verarbeiten der eigenen Situation mit Hilfe von Zeichnungen und Bildern, in denen sich das bisherige Leben von Kranken mit seinen belastenden Begebenheiten widerspiegelt. Während der Künstler aus seinem bisherigen Leben und Erleben ein künstlerisch überhöhtes vollendetes Werk – ein Kunstwerk eben – schafft, sich dem selbstgestellten Thema immer wieder von verschiedenen Standorten her mit verschiedenen künstlerischen Mitteln annähert, wie dies etwa in Picassos Bildern seiner Kinder, besonders die seiner Tochter Maya mit einer Puppe oder in Seemannstracht zum Ausdruck kommt, versucht der psychisch beeinträchtigte Kranke, aus seinem Erleben ohne künstlerischen Anspruch seinen Konflikt herauszuarbeiten, der ihm durch die zeichnerisch-malerische Darstellung vielleicht zugänglicher wird. Einige Segmente des künstlerischen Prozesses können ident sein mit solchen der Maltherapie, wenngleich die Zielrichtung sonst verschieden ist. Beide verfolgen das Ziel, dem produzierenden Menschen eine Geschichte zu ermöglichen, die er im Prozeß des Darstellens wie im Geschaffenen selbst finden kann. „Die Geschichte ist mein Halt", gibt uns Handke zu verstehen. Daß dieses Produzierte nicht künstlerisch-stilistischen Kriterien entsprechen kann, liegt auf der Hand. Der Patient – eben der leidende Mensch – verfügt zunächst auch über keinen Abstand zu den ihn bedrohenden Begebenheiten, er gewinnt ihn erst allmählich.

Dem Mal-Therapeuten geht es um das Herausschöpfen oft ins Unbewußte abgestürzter Erlebnisinhalte, das Geschaffene selbst, das Werk unterliegt dem ästhetischen Wertgefühl, dem ästhetischen Werturteil jedes einzelnen, es ist unvergleichbar.

Unvergleichbar ist auch dieses Buch. Es faßt die jahrzehntelang allmählich ausformulierte Arbeit der beiden Autoren an psychisch beeinträchtigten Mitmenschen zusammen, weist einen Weg, der rasch und unkonventionell zu einem therapeutischen Ziel führt. Ich bin immer wieder überrascht, wie rasch die beiden Autoren dank der von ihnen entwickelten Methode auf die Grundprobleme ihrer Patienten stoßen.

Ich möchte dem Buch Erfolg wünschen – nämlich daß es vielen Therapeuten Zugang zum leidenden Menschen, zum seelisch Bedrohten erleichtert und daß es verständlich macht, mit welchen Methoden wir als Therapeuten vorgehen müssen – gewaltfreier, entängstigender, besorgter und bergender. In dem Kindergekritzel, das von leidenden Menschen scheinbar unreflektiert zu Papier gebracht wird, liegt nicht nur der Hinweis auf den Konflikt, nicht nur Verborgenheit, die erhellt werden soll, liegt auch tiefe Geborgenheit, die es zu bewahren gilt.

H. G. Zapotoczky

Vorwort

Psychiatrische Patienten nehmen nicht nur in unserer Gesellschaft, sondern auch in der Medizin eine Außenseiterrolle ein. Die mit einer psychischen Störung häufig verbundene soziale Abwertung drängt die Patienten immer wieder in innere und äußere Isolation, was nicht unwesentlich zu einer weiteren Fixierung der Störung beiträgt. Um die Mauer von Angst und Abwehr zu durchbrechen, um zu einer vertrauensvollen Begegnung – dem ersten Schritt zum Aufbau einer therapeutischen Beziehung – zu gelangen, ist oft ein großer Zeitaufwand und vor allem die Bereitschaft, sich auf den Patienten einzulassen, erforderlich.

In der Auseinandersetzung mit dem psychiatrischen Klinikalltag und im Kontakt mit den verschiedenen psychiatrischen Krankheitsbildern suchten wir einen Weg, weg von einer institutionalisierten Psychiatrie, die den Patienten oft zum Objekt macht und lediglich verwaltet, hin zu einer Psychiatrie, in der der Mensch in seiner leibseelischen Ganzheit wahrgenommen und seiner Individualität entsprechend behandelt werden kann. Dies impliziert einen Zugang zum Patienten, in dem wir seine Gefühle, das Erleben in seiner Krankheit und das Wissen um seine ganz individuelle, persönliche Entwicklung ernst nehmen, d.h. die Bereitschaft aufbringen, ein Stück des Weges „mit ihm zu gehen" – mit ihm in einen lebendigen Dialog zu treten und sich auf einen beidseitigen Wachstumsprozeß einzulassen.

Im engen, ständigen Kontakt und häufig überflutet von den zahlreichen menschlichen Problemen, Krisen, Ängsten und oft uneinfühlbaren Erlebensweisen, fühlten wir uns immer wieder überfordert und ohnmächtig im Umgang mit „unseren Patienten". Ausgehend von der Realität, eine große Patientenanzahl versorgen zu müssen, wobei der Zeit- und Personalaufwand uns ständig Grenzen setzte, überlegten wir neue Zugangswege zu „unseren" Patienten. So versuchten wir, parallel zur Eigenanalyse, psychotherapeutische Strategien der verschiedenen Schulen kennenzulernen und in den psychiatrischen Klinikalltag zu integrieren.

Auf der Suche nach einem raschen, effizienten Zugang zum Erleben von zahlreichen Patienten bot sich die Gruppentherapie an. Unser Anliegen war, die Kontaktfähigkeit der Patienten untereinander zu fördern und neue gemeinsame Erfahrungen zu gewinnen. Wir griffen dabei auch auf Erfahrungen zurück, die wir bei den gemeinsam mit dem Institut für Medizinische Psychologie in Graz veranstalteten kreativen Gruppentherapien gewonnen hatten.

Wir entwickelten eine streng strukturierte Form einer Gruppentherapie, in der Malen und Zeichnen eine wichtige Bedeutung zukam. Über diesen nonverbalen Weg der Kreativität eröffnete sich uns ein nonverbaler Zugang zum Erleben der Patienten, sodaß Konfliktmaterial rasch zur Sprache gebracht, Krisen schneller erkannt wurden und somit frühzeitig entsprechende Intervention eingeleitet werden konnten. Wir konnten beobachten, daß die Patienten durch die Förderung der Kontaktfähigkeit mit sich selbst und untereinander sich ihrer Lebens- bzw. Erlebensproblematik aktiver stellen konnten. So bekamen wir innerhalb kurzer Zeit Aufschluß über den therapeutischen Prozeß, psychodynamisch wichtige Informationen und Zusatzinformationen für die Diagnoseerstellung. Schließlich erlangte die Malgruppe bei der Entwicklung des Therapieplanes eine zentrale Bedeutung im Stationsablauf, und es gelang, ein an die verschiedenen psychiatrischen Störungen angepaßtes, integratives Behandlungskonzept zu entwickeln, in dem die Kreativität in Form von Malen und Zeichnen eine zentrale Rolle spielt.

So entwickelten und beforschten wir in den letzten Jahren das Konzept der „Integrativen Maltherapie". In Publikationen und im Rahmen zahlreicher Vorträge versuchten wir unsere Erfahrungen zu dokumentieren und damit auch anderen zugänglich zu machen. Schließlich entstand dieses Buch, das unsere Arbeit der letzten Jahre dokumentieren und „veranschaulichen" – vor allem aber zu einem besseren Verständnis psychischer Störungen beitragen soll.

Dieses Buch stellt den Versuch dar, ein Zeichen gegen den Zeitgeist der Veräußerlichung und gegen eine zwanghafte Objektivierungssucht zu setzen. Es ist gleichzeitig ein Versuch, die von den Patienten durch ihre Erfindungskraft gezeugten Objekte und Erfahrungen vor dem Hintergrund „unserer Wissenschaft" darzustellen. Wir sind uns der Relativität dieses Unterfangens bewußt, aber es spiegelt die Relativität jeglicher Erfahrung der Wissenschaft und menschlichen Handelns im allgemeinen. So wollen wir mit diesem Buch der Subjektivität unserer Patienten in ihrem Erleben, Fühlen und ihrem Ausdruck Raum geben und waren bemüht, vor diesem Hintergrund aufzuzeigen, wie wir damit in unserem Therapieansatz der „Integrativen Malgruppe" umgehen. Die vielen Fallgeschichten mögen vielleicht Redundanzen aufweisen, sodaß es dem Leser verwehrt ist, in kürzester Zeit zu einem leicht verdaulichen und glatten Genuß zu kommen. Sie stellen jedoch das „Fleisch" dar, das den Leser sinnlich berühren, inspirieren und zu eigenen Hypothesen und Kreationen ermutigen soll. Denn wo Menschen miteinander kommunizieren, wie auch in diesem Buch, macht uns der sinnliche Zugang lebendig und schöpferisch. So ist auch das Ziel unserer therapeutischen Versuche, die Patienten zu ihrer eigenen Lebendigkeit zu geleiten.

Wir danken an dieser Stelle unserem Chef, Herrn Univ.-Prof. Dr. H. G. Zapotoczky, der uns als Leiter der Universitätsklinik für Psychiatrie in Graz gewährte, einen eigenständigen Weg zu gehen, uns förderte und unseren Wünschen gegenüber offen war. Unser besonderer Dank gilt Herrn Professor DDr. Karl Hörmann, der uns ermutigte und unterstützte, unsere Erfahrungen zu publizieren. Ebenso möchten wir Herrn Bernd Dichelberger danken, der uns geduldig und ausdauernd bei den Reproduktionen behilflich war, sowie all jenen Schwestern, Ärzten, Psychologen, Sozialarbeitern, Pflegern und Schreibkräften, die im Laufe der Jahre an unserem Projekt mitarbeiteten, uns auf unserem Weg begleiteten und unterstützten.

Schließlich danken wir dem Springer-Verlag, daß er sich auf das Wagnis dieses Buchprojektes eingelassen hat, und den Firmen Smith Kline Beecham, Lundbeck und Organon, die den Farbdruck der Abbildungen ermöglichten.

Graz, November 1996   **Maria Steinbauer** und **Johann Taucher**

Inhaltsverzeichnis

1. Psychotherapie und Psychiatrie

1.1 Gedanken zur institutionalisierten Psychotherapie – ein Weg aus einem Dilemma

Psychogene Störungen sind in ihrer Entstehung eng mit der gesellschaftlichen Organisation verbunden, die auf alle persönlichen Lebensformen Einfluß nimmt. Entfremdung, Arbeitsteilung und Ohnmacht gegenüber anonymen Machtapparaten wirken sich in all ihren Widersprüchen auf die Familie und ihre verletzlichsten Teile, die Kinder, aus. Psychotherapie muß sich daher auch mit dem Gesellschaftssystem auseinandersetzen, das diese Störungen miterzeugt (Kovel, 1985).

Durch die Verbindung mit den bestehenden gesellschaftlichen Strukturen begibt sich psychotherapeutisches Handeln in die Gefahr eines Interessens-konfliktes, indem es als Teil eines Systems, in dem Störungen entstehen, diese gleichzeitig zu behandeln versucht.

Die Strukturen unserer Gesellschaft sind Ausdruck der Ausbeutung der Natur und des Menschen durch den Menschen als wichtigste Produktivkraft (Marx). Die bestehenden gesellschaftlichen Strukturen haben die Aufgabe, das dieser Einstellung zugrunde liegende Paradigma zu stützen und zu verfestigen. Aus dieser Sichtweise wird den psychiatrischen Institutionen nicht zu unrecht vorgeworfen, allein reparative Funktion zu haben und nur an der Symptomfreiheit der Patienten interessiert zu sein, während die gesellschaftlichen Wurzeln der Störungen nur mangelhaft berücksichtigt werden.

Phänomene wie z.B. Krankheit, Alter oder Tod werden von den bestehenden gesellschaftlichen und insbesondere auch den medizinischen Strukturen oftmals nur unter dem Aspekt der Krankheit, der Einbuße an Effektivität und an Produkivkraft gesehen, während der Mensch als Person nicht wahrgenommen wird. Diese Sichtweise hat auch Einfluß auf den Umgang mit Alter und Behinderung in unserer Gesellschaft, in der diese existentiell menschlichen Bereiche ausgegrenzt und brutal verleugnet werden (Kovel, 1985).

Der „Heiler" war über Jahrtausende in der menschheitsgeschichtlichen Entwicklung jemand, der die Fähigkeit besaß, zwischen den Kräften der ihn umgebenden Natur und den inneren Kräften, die sich auch im leidenden Individuum manifestieren, zu vermitteln. Er stellte eine transzendierende Verbindung zwischen diesen Kräften dar. Das Leid wird als Ausdruck jener Kraft, die allem Leben bzw. der Schöpfung zugrunde liegt, verstanden. Der

Heiler vertraut dieser Kraft und ihrer inhärenten Fähigkeit zur Kreation und Veränderung und begegnet ihr mit Ehrfurcht. In dieser Weise wirkte der Heilende über seine Tätigkeit am Einzelnen hinaus auch als gesellschaftliches und kulturell innovatives Element. Dieser religiöse Aspekt des Heilens wurde von der Schulmedizin als Audruck ihrer Entfremdung tabuisiert und verdrängt – Krankheit und Leiden als Feinde bekämpft und nicht mehr als Teil des Lebens erkannt und integriert.

Im Rahmen der Entwicklung der Schulmedizin mit den ihr zugrundeliegenden mechanistisch-naturwissenschaftlichen, biotechnischen Modellen wurde psychotherapeutisches Handeln des Arztes aus der „wissenschaftlichen Medizin" ausgegliedert und in den Bereich der „ärztlichen Kunst" verwiesen (Wesiack, 1993).

Nicht zufällig geschah die Entwicklung und Gründung von psychotherapeutischen Methoden und Schulen in ihrer Gründerzeit hauptsächlich durch Ärzte. Diese erkannten die Begrenztheit des herrschenden medizinischen Paradigmas – erkannten den Irrweg in eine „verwissenschaftlichte" Medizin, die nur Meßbares anerkennt und den weiten, nicht objektivierbaren Bereich der Psyche verachtet und verleugnet.

Die zunehmende Misere der Beziehungsleere und die Unzufriedenheit mit dem bestehenden, reduzierten Menschenbild führte zu einer Weiterentwicklung und Ausbreitung der Psychotherapie. Schließlich ergab sich auch für das Gesundheitssystem die Notwendigkeit, Psychotherapie für das bestehende System nutzbar zu machen bzw. zu integrieren.

So wird auch von der Psychotherapie in erster Linie rasche Symptomreduktion und Funktionsfähigkeit des Patienten als wichtigstes Effektivitätsmerkmal gefordert, während persönliche Entwicklung kein Erfolgskriterium darstellt. Die Intention, Psychotherapie innerhalb der bestehenden medizinischen Versorgungsstrukturen unter dem Aspekt der Meßbarkeit von Effekten einzusetzen, ist ein zum Scheitern verurteilter Versuch, persönliche Entwicklungen auf ihre Meßbarkeit reduzieren zu wollen.

So besteht die Gefahr, daß Psychotherapie vom herrschenden System für dessen Aufrechterhaltung und Festigung mißbraucht wird, ohne daß Psychotherapie eine Veränderung der herrschenden Strukturen, im Sinne einer Integration der menschlichen Existenz und damit Umkehr der Entfremdung, bewirken könnte.

Sicherlich wurden die Organisationsstrukturen im gesundheitlich-institutionellen Bereich auch aus dem Bestreben heraus entwickelt, immer mehr Menschen in ihrem Leid helfen zu können. Mit dem Fortschritt in der Medizin kam es zu einer Zunahme der Spezialisierung auf einzelne Organ- bzw. Funktionssysteme des Körpers. Gleichzeitig entwickelte sich eine zunehmende Trennung und Abgrenzung der einzelnen Berufsgruppen untereinander. Hand in Hand mit der Spezialisierung in Fachbereiche kam es auch zu einer Funktionalisierung der Abläufe im Patientenkontakt und zu einer Hierarchisierung innerhalb der Berufsgruppen. Der Patient wird auf ein erkranktes Organsystem reduziert – die Kommunikation mit ihm entsprechend funktionalisiert – der Kontakt mit dem Menschen in seiner Ganzheit minimalisiert. Da in dieser Entwicklung auch der Gestaltungsrahmen für den einzelnen Mitarbeiter eingeschränkt ist, führt die Sinngebung der beruflichen Tätigkeit zunehmend vom Patienten weg – soziale Kontakte innerhalb der Berufsgruppen sowie Aufstieg in der Hierarchie dienen dann als Ersatz. Die Patienten wiederum fühlen sich unverstanden und entwürdigt. Beschwerden von seiten des Patienten machen rasch ärgerlich und werden als Überforderung empfunden.

Eine Spezialisierung liegt im Wesen des medizinischen Fortschritts. Ob deshalb auch die bestehenden Organisationsstrukturen, die mit der zunehmenden Funktionalisierung im Patientenkontakt und der Abgrenzung und Hierarchisierung der Berufsgruppen einhergeht, sinnvoll sind, ist fraglich. Ein Hauptanliegen von Psychotherapie im institutionellen Bereich müßte eine Veränderung der derzeitigen Organisationsstrukturen in Richtung patientenorientierter Strukturen sein.

Patientenorientierte Behandlung bedeutet, überschaubare Strukturen zu schaffen, in denen menschliche Begegung und Kommunikation wieder möglich werden. Dieser Weg führt hin zu patientenorientierten Teams, die berufsgruppenübergreifend und methodenpluralistisch arbeiten. Der Heilungsprozeß des Patienten erfordert einen geheilten Kommunikationsprozeß.

So sind Führungskräfte erforderlich, die im Sinne des Therapieprozesses die Koordinierung der Kommunikation übernehmen. In der Teamarbeit kann ein Verständnis für die Grenzen und Möglichkeiten der Beteiligten und die von ihnen vertretenen Berufsgruppen erarbeitet werden und damit auch Wertschätzung der gemeinsamen Arbeit im Dienste des Patienten entstehen.

Wenn wir die Patienten und die Begegnung mit ihnen in den Mittelpunkt stellen, heben wir auch die Entfremdung der am Therapieprozeß Beteiligten auf und „vermenschlichen" das System, in dem wir leider allzuoft zu Heilautomaten bzw. Heilrobotern degradiert werden. So müssen sich alle, die in Institutionen tätig sind – oder werden wollen –, fragen, ob sie berufspolitischen oder ökonomischen Interessen den Vorrang vor der Begegnung mit dem Patienten geben.

1.2 Psychotherapeutisches Handeln im psychiatrischen Bereich

Psychotherapie ist eine schwierige und komplexe Arbeit, besonders wenn man mit einer Vielzahl psychischer Störungen konfrontiert ist, wie dies in psychiatrischen Institutionen der Fall ist (Benedetti, 1980).

Die jeweiligen Therapieschulen versuchten diese Komplexität durch spezifische therapeutische Strategien und durch ihre verschiedenen Vorstellungen über das menschliche Verhalten zu begrenzen. Sie haben meist einen spezifischen Aspekt für den Zugang zum inneren Erleben der Patienten und einen Schwerpunkt der Betrachtungsweise psychodynamischer Entwicklungen. So erzielen sie über unterschiedliche Ebenen, wie Körperpanzer, kognitve Ansätze, Sinnstrukturen, Transaktionsmuster, Familienkonstellationen usw. Zugang zum Gesamtnetzwerk des Patienten. Die sich daraus ergebenden Strategien wirken auf den Menschen in seiner Gesamtheit (Petzold, 1974). Wenn die verschiedenen Aspekte dieses Netzwerkes, die im Kontext der jeweiligen Phase der Therapie mit unterschiedlicher Intensität hervortreten, nicht ausreichend beachtet werden, besteht die Gefahr, daß eine Therapie scheitert.

Nur wer viele Zugänge zur Innenwelt des Patienten kennt und diese nutzen kann, erhält ein einigermaßen zutreffendes Bild von einem Menschen und kann einem bestimmten Menschen in einer bestimmten Störung mit der ihm adäquaten Haltung begegnen (Kriz, 1991). Dieser Erfahrung entspricht auch die Tendenz zur Entwicklung eines verbreiterten Behandlungsansatzes in den verschiedenen psychotherapeutischen Schulen. Ganzheitliche Ansätze in der Therapie, die sich nicht nur auf die psychische Realität beschränken, sondern auch die körperliche, geistige und soziale Dimension des Menschen miteinbeziehen, gewinnen zunehmend an Bedeutung (Petzold, 1992).

Um den lebendigen Erfordernissen des Patienten gerecht zu werden, bedarf es einer methodenübergreifenden Vorgangsweise. So werden je nach Bedarf verschiedene psychopharmakologische, psychotherapeutische und soziale Strategien in den Therapieprozeß eingebunden. Psychotherapeutische Strategien können dabei z.B. als suggestiv entspannende, interpretierend einsichtsfördernde, verhaltensmodifizierende, expressiv körperbezogene oder aber systemverändernde Methoden zur Anwendung kommen (Wesiack, 1993).

Allen psychotherapeutischen Bemühungen gemeinsam sind einige pragmatische Grundprinzipien in der Therapie, wie z.B. die Herstellung einer therapeutischen Beziehung, die Entwicklung eines patientenspezifischen Arbeitsmodells, (Arbeitshypothese) sowie die Definition therapeutischer Ziele (Turant und Lohrenz, 1993).

Im Bereich von Institutionen sind an der Therapie immer mehrere Personen beteiligt. Diese müssen sich als Team verstehen und sich dessen in der Begegnung mit dem Patienten bewußt sein. Dies gilt in besonderer Weise für den Bereich der in der Psychiatrie, oder anderen medizinisch-sozialen Institutionen tätigen Ärzte und Therapeuten, deren Interventionen, je nach Situation und spezifischer Störung des Patienten, unterschiedlich wirksam werden (Ernst, 1988).

So besteht der Beziehungsaspekt im *stationären Bereich* nicht nur zwischen dem betreuenden Arzt und dem Patienten, sondern muß in einem größeren Beziehungsgeflecht, in dem der Kranke eingebettet ist, gesehen werden.

Das *therapeutische Milieu* erwächst aus der Gesamtheit der Begegnungen aller am therapeutischen Prozeß beteiligten Kräfte (Ärzte, Pfleger, Therapeuten, Psychologen usw.). Es stellt sich somit die Aufgabe, die einzelnen therapeutischen Interventionen so zu gestalten, daß sie nicht isoliert wirksam werden, sondern sich potenzierend zu einer Gesamtheit ergänzen. In diesem Sinn begegnet das stationäre Milieu mit seinen pflegerischen, psychotherapeutischen und psychopharmakologischen sowie sozialen Strategien dem Patienten als eine zielorientierte Gesamtheit, in der Einzelkräfte koordiniert einer übergeordneten Struktur folgen bzw. oder in einem übergeordneten Konzept integriert werden. Stationäre Therapie wird dabei als Prozeß verstanden – als eine Abfolge von Interaktionen des Patienten in einem sich wandelnden therapeutischen Milieu. Das für einen bestimmten Patienten zu einem bestimmten Zeitpunkt heilsame therapeutische Milieu wird bestimmt:

1. von der Schwere und der Art der Störung;
2. vom Therapieangebot einer stationären Einrichtung zu einem bestimmten Zeitpunkt.

Der Gesamttherapieraum setzt sich aus *„Therapieteilräumen"* zusammen, in denen ein Patient mit bestimmten Therapeuten und Therapieangeboten konfrontiert ist – d.h., jeder Therapeut bewegt sich mit seiner Therapie nur in einem „Therapieteilraum" des Patienten.

Daraus ergibt sich die Notwendigkeit der Vernetzung der verschiedenen Therapeuten zu einem therapeutischen Team, das die Informationen aus den Interaktionen aus den verschiedenen Therapieteilräumen reflektiert und zu Hypothesen über die Art der Störung und die erforderliche Therapie integriert und weiterentwickelt bzw. modifiziert. Auf diese Weise kann der gesamte Therapieraum des Patienten je nach Therapieprozeß in Quantität und Qualität so verändert werden, daß er die größtmöglichen Wachstumsbedingungen und damit Therapierfolg verspricht.

Alle Therapieteilräume werden jedoch, auch bei unterschiedlichen therapeutischen Grundansätzen, *Teilziele* festlegen, die unabhängig von der Therapiemethode angestrebt werden. Diese sind:

– Herstellung und Aufrechterhaltung einer effektiven psychotherapeutischen Beziehung;
– die Entwicklung eines Arbeitsmodells;
– Interventionen, die auf dem Arbeitsmodell (Arbeitshypothese) und dem Stand der therapeutischen Beziehung basieren.

Eine effektive therapeutische Beziehung ist die Basis für jede Form von Psychotherapie. Sie ist aber nicht allein wirksam. Für wirkungsvolle Interventionen ist ein individuelles Modell der psychologischen Funktionsweise mit besonderem Bezug zu den wesentlichen Problemen des Patienten notwendig. Informationen, die aus den Interventionen erwachsen, modifizieren dieses Modell. Wesentlich für die Therapie ist, daß der Therapeut seinen eigenen Beitrag in der therapeutischen Beziehung erkennt, auf die Bedeutung der eigenen emotionalen Antwort achtet und diese in Einklang mit professionellen Zielen und Prinzipien überformt.

1.3 Grundprinzipien in der psychotherapeutischen Betreuung im Rahmen einer stationären, psychiatrischen Behandlung

1.3.1 Therapeutische Beziehung

Verschiedene Autoren (Bowlby, 1977; Kohut, 1984) haben das bereits lang bekannte Wissen über die zentrale Wichtigkeit der Herstellung einer funktionsfähigen, therapeutischen Beziehung in der Psychoherapie bekräftigt. Bolby (1977) hat den lebenslangen biologischen Bedarf nach sozialen Beziehungen, die sich schützend auf psychische Traumen und Lebensereignisse auswirken können, betont. Diese schützenden Beziehungen fehlen oft bei Patienten, die zur Psychotherapie bzw. zur stationären Aufnahme kommen, und so kann die Beziehung mit dem Therapeuten einen zeitlich wichtigen Ersatz darstellen. Die therapeutische Beziehung bietet den Patienten die Möglichkeit, bessere Beziehungen in seinem Leben außerhalb der Therapie eingehen zu lernen und so inadäquate Muster des Denkens, Fühlens und des damit verbundenen Verhaltens zu ändern.

Im therapeutischen Milieu einer *psychiatrischen Akutstation* besteht ein Beziehungsraum, in dem eine zentrale Beziehung zum betreuenden Einzeltherapeuten eingegangen werden kann, die durch das Gesamtmilieu unterstützt wird.

Die Aufnahme an einer psychiatrischen Station ist häufig das Resultat eines gesellschaftlichen und institutionellen Prozesses und die Antwort auf den Zusammenbruch intra- und interindividueller Strategien des Patienten. Die Etablierung der therapeutischen Beziehung auf einer Akutstation muß sich den besonderen Gegebenheiten dieser Situation anpassen.

In einer Phase einer schweren Störung, in der der Patient initial nicht „therapiefähig" ist, wie z.B. bei maniformen, schizophrenen oder schweren depressiven Zustandsbildern bzw. unmittelbar nach einem Suizidversuch, ist es zunächst Aufgabe der Therapeuten, eine Beziehung herzustellen, d.h., der Therapeut muß zum Patienten gehen und aktiv die Kontaktaufnahme herstellen. In diesen Fällen genügen meist kurze, aber häufige Kontakte. Diese kleinen Schritte der therapeutischen Kontaktaufnahme bilden den Grundstein für die Etablierung einer tragfähigen therapeutischen Beziehung, sodaß in der Folge psychotherapeutische Interventionen möglich werden. Aus dieser prozeßorientierten Sicht stellt jeder Schritt einen Baustein für den nächstfolgenden dar.

Die therapeutische Beziehung ist als gemeinsame Anstrengung zwischen Therapeut und Patient zu sehen (Beck et al., 1979; Peterfreund, 1975). Eine effektive, therapeutische Arbeit ist nur dann möglich, wenn entstehende Probleme bewußtgemacht und angesprochen werden, da sie direkt mit der Produktion von Symptomen und Problemen zusammenhängen können. So ist es wichtig, dem Patienten ausdrücklich mitzuteilen, daß er zu einer effizienten Therapie beitragen kann, indem er sich in ein therapeutisches Angebot einläßt.

Das erste Ziel ist, den Patienten aus der Krise herauszuführen und dann schrittweise gemeinsam mit ihm weitere Therapieziele zu erarbeiten. Da Patienten mit schweren psychischen Störungen im Akutstadium nicht paktfähig sind (schwere Depression, Psychose, Manien), muß erst durch entsprechende pharmakologische und psychotherapeutische Maßnahmen eine Stabilisierung abgewartet werden, bevor Therapieziele und Verantwortlichkeiten festgelegt werden können. Somit übernimmt zunächst der betreuende Arzt bzw. das betreuende Team die Verantwortung für den Patienten.

In allen Fällen, in denen der Patient paktfähig ist, muß auf seine Mitverant-
wortung und Selbstverantwortung hingewiesen werden. Eine Diskussion über
die angestrebten Therapieziele kann als Basis für eine rationale, realitätsbezo-
gene Behandlung dienen und dazu beitragen, hochgestochene Erwartungen
von seiten des Patienten zu begrenzen und ihn auf seine Eigenverantwortlich-
keit hinweisen (Kernberg, 1984).

Schwierigkeit bzw. das Unvermögen, sich einer Selbstverantwortlichkeit
bewußt zu werden und sich Konflikten zu stellen, ist oft zentrales Problem
psychiatrischer Patienten, die dann allzuoft in den schützenden Bereich
psychiatrischer Institutionen flüchten. Bei einer rein begleitenden, supporti-
ven Therapie werden diese Patienten in ihrer Opferrolle oft bestätigt und
damit in ihrer Hilflosigkeit belassen. Auch Sehnsucht nach Entlastung aus
einer bedrückend erlebten, sozialen Wirklichkeit spielt bei einer stationären
Aufnahmen häufig eine wichtige Rolle. Das therapeutische Team muß einschätzen, wie weit diese Entlastungsfunktion für den Patienten sinnvoll ist,
und wann der Patient angehalten werden muß, wieder Eigenverantwortung
zu übernehmen, um so einer Chronifizierung der Störung entgegenzu-
wirken.

Die Rolle des Therapeuten in den „Therapieteilräumen"

Viele moderne Autoren betonen direkt oder indirekt, daß die Natur der
Beziehung zum Therapeuten und die gesamte Haltung des Therapeuten von
gleicher, wenn nicht von größerer Wichtigkeit ist als der Inhalt, der ausge-
tauscht wird (Bowlby, 1977; Kohut, 1984).

Der wichtigste Beitrag zur therapeutischen Beziehung ist die Bereitschaft
des Therapeuten, sich einem Menschen zuzuwenden – für ihn offen zu sein.
Daraus ergibt sich die Fähigkeit, ihn zu verstehen und schließlich eine Hypothese über seine psychische Strukturiertheit zu entwickeln, auf deren Basis
sinnvolle Interventionen möglich werden. Dieser Prozeß der Hinwendung,
mit der inneren Bereitschaft, zu verstehen, ist per se enorm hilfreich für den
Patienten und hat für ihn tiefe emotionale Bedeutung und Wirkung.

Diese „emphatische Haltung", die in der Erfahrung aus dem Blickwinkel
des Patienten ermöglicht wird, wird von vielen Faktoren beeinflußt. Abgese-
hen von der Lebenserfahrung und Eigentherapie des Therapeuten können
bestimmte Strategien die Wirkung der empathischen Fähigkeiten erhöhen. So
kann der Patient dazu angehalten werden, wichtige Ereignisse zu fokusieren,
diese so klar und genau wie möglich zu rekonstruieren und dabei Verallgemei-
nerungen und Abstraktionen zu vermeiden.

Diesbezügliche konkretisierende Fragen oder Interventionen tragen dazu
bei, den vollen emotionalen und kognitiven Kontext und die einzigartige
individuelle Bedeutung dieser Ereignisse für den Patienten zu klären (Beck et
al., 1979; Peterfreund, 1975).

Häufig ist es für den Therapeuten (wie für das therapeutische Team)
notwendig, von der gemeinsam geteilten Erfahrung innerlich zurückzutreten,

z.B. im Rahmen einer Supervision, um wichtige Muster wahrnehmen zu
können, was eventuell eine Modifizierung der Therapiestrategien zur Folge
haben kann.

1.3.2 Erarbeitung eines Modells über die psychische Strukturiertheit des Patienten

Informationen, die sich aus der Interaktion zwischen Therapeut und Patient
ergeben, dienen auch der Entwicklung eines Modells über die psychische
Strukturiertheit des Patienten (Benedetti, 1980; Gabbard, 1990).

Das vorläufige Modell stellt eine Arbeitshypothese dar und ist die Basis für
Interventionen, die therapeutische Beziehung effektiver gestalten und das
Arbeitsmodell verbessern können. Wichtige Hinweise für die Entwicklung
eines Arbeitsmodells liefert die Beachtung von sich in der Lebensgeschichte
wiederholenden Erfahrungsmuster, oder das Auftreten ungewöhnlichen Verhaltens, das dem Fluß der Therapie nicht folgt. Diese Informationen geben
Aufschluß darüber, wie der Patient seine Erfahrungen in bezug auf sich selbst
und auf andere organisiert, ob und wie sich diese Muster in einem anderen
Kontext wiederholen bzw. inwieweit diese Muster unangepaßt sind und ihnen
ein konflikthaftes Geschehen zugrunde liegt.

So kann im stationären Bereich durch die Integration der Informationen
aus den verschiedenen Therapieteilräumen in relativ kurzer Zeit ein komple-
xes Bild über die Art der Störung und die psychische Struktur eines Patienten
entstehen, wobei Gemeinsamkeiten ein besonderes Gewicht zukommt.

Das therapeutische Team soll in regelmäßigen Teamsitzungen diese Informationen austauschen und über gemeinsame Phantasien und Reflexionen zu
einer Hypothese gelangen. Um mit geringer Trägheit auf die psychische
Veränderung des Patienten zu reagieren, sind dem Entwicklungsprozeß ange-
paßte Zeitabstände der Teamsitzungen notwendig.

In diesem Team sollten auch Übertragungs- und Gegenübertragungsphä-
nomene wahrgenommen und diskutiert werden. – Dabei ist es hilfreich, die
eigene Stimmung und die Stimmung im Team zu beachten und sich immer
wieder zu fragen, inwieweit diese der Wirklichkeit des Patienten gerecht wird.

1.3.3 Interventionen

Kognition und Handlungschemata erwachsen aus den Speicherungen frühe-
rer Erfahrungen. Daher versucht der Patient neue Ereignisse im wesentlichen
auf immer gleiche Art zu beurteilen und einzuordnen, ohne die zugrunde
liegenden Erfahrungsstrukturen zu verändern. Diese grundlegenden Strukturen werden auf diese Weise weiter gestärkt (Peterfreund, 1971). So sind
Interventionen hilfreich, die entsprechend dem psychischen Zustandsbild des
Patienten, zu einem Infragestellen der zugrundeliegenden Kognitionen und
Erlebnisschemata führen. Neue Erfahrungen, die aus diesen Auseinanderset-

zungen entstehen und die vom Therapeuten initiiert und gestärkt werden, sind potentiell verändernd.

Im stationären Bereich werden sich Interventionen in den jeweiligen Therapieteilräumen hinsichtlich des methodischen Ansatzes unterscheiden, nicht jedoch in der Intentionalität. So entsteht für den Patienten ein potenzierender Effekt, indem er in methodisch unterschiedlichen Therapieteilräumen ähnliche Erfahrungen macht. Auch können Interventionen in einem Therapieteilraum verstärkt werden, während andere Therapieteilräume einen tragenden Hindergrund bilden.

Aus einer Analyse der komplexen Therapieprozesse kann eine rein symptomorientierte Therapie oder eine die Ursachen aufdeckende Therapie sinnvoll erscheinen (Hand, 1991). Als Faustregel kann dabei gelten: Je unspezifischer die Symptomatik im Sinne einer Multisymptomatik ist und je ausgeprägter die sozialen Defizite sind, desto komplexer ist im allgemeinen die therapeutische Auseinandersetzung zu gestalten. Umgekehrt – je monosymptomatischer und je geringer sich die daraus ergebenen sozialen Defizite sind, desto erfolgreicher werden symptomspezifische Interventionen sein (z.B. Expositionstherapie).

1.4 Psychotherapeutisches Management im stationären psychiatrischen Bereich

Die psychotherapeutische Betreuung an psychiatrischen Abteilungen wird häufig als eine die medikamentöse Therapie „unterstützende bzw. begleitende" Therapie aufgefaßt. Einzel-, Familien- und Gruppentherapien erscheinen nicht in einem Gesamtkonzept integriert, sondern als voneinander unabhängige Therapieverordnungen, die selbstverständlich unterstützend sein können, jedoch die notwendige Bezogenheit der verschiedenen Interventionen im Sinne einer gegenseitigen Befruchtung vernachlässigt. Eine effektive – im Sinne einer Prozeßorientiertheit – unterstützende bzw. begleitende Psychotherapie benötigt komplexe psychotherapeutische Möglichkeiten, um die Interventionen adäquat gestalten zu können. Die Qualität der den Gesamtprozeß fördernden Interventionen ist von der Integration der psychiatrischen und psychotherapeutischen Kompetenz der Beteiligten abhängig. In bezug auf das stationäre Milieu ist also ein zielorientiertes, therapeutisches Vorgehen anzustreben, in dem ein integratives Therapiekonzept im Mittelpunkt steht und sich die Therapie nicht in der Herausnahme des Patienten aus seinem bisherigen sozialen Milieu, der Psychopharmakotherapie und begleitender „psychologischer Animation" erschöpft.

Für eine psychiatrische Station ist daher nicht die Ansammlung bzw. das Angebot möglichst vieler psychiatrischer und psychotherapeutischer Methoden wichtig – ausschlaggebend ist vielmehr die Integration verschiedener Behandlungsansätze zu einem Milieu, in dem Selbstheilungs- und Wachstumskräfte des Patienten in bestimmten Phasen der Therapie unterstützt werden. Die Schaffung dieses therapeutischen Milieus muß die innere Wirklichkeit des Patienten und die Möglichkeiten des Teams im Blickpunkt haben.

Für das Gelingen der Therapie ist auch wichtig, daß der Patient über klar definierte Zugangswege zum therapeutischen Team verfügt. Der aufnehmende Arzt hat hier eine wichtige Funktion als Informationsquelle und Wegweiser. Es erscheint günstig im Sinne der Wahrung der Kontinuität der Beziehung, wenn dieser auch die Einzeltherapie des Patienten übernimmt und den Patienten im Team integriert. Innerhalb des Teams sollte eine funktionelle Hierarchie bestehen, d.h., daß in den verschiedenen Phasen der Therapie einzelne Beziehungsteilräume in den Vordergrund bzw. andere Teilräume in den Hintergrund treten können und eventuell unterstützende Aufgaben übernehmen.

Im stationären Bereich läßt sich Arbeits- bzw. Kompetenzteilung bei der Behandlung der Patienten nicht vermeiden. So ist es wichtig, daß das therapeutische Milieu dem Patienten als Gesamtheit gegenübertritt. Es bildet ein Forum, das sich in seiner unterstützenden, strukturierenden und ausführenden Funktion an der Psychodynamik des Geschehens orientiert. Im therapeutischen Team werden, den verschieden Blickpunkten entsprechend, die Informationen gesammelt, die sich aus den verschiedenen Kommunikationsräumen ergeben. Der therapeutische Prozeß kann dann in den verschiedenen Interventionsebenen abgestimmt, koordiniert werden und Interventionen miteinander verknüpft und aufeinander bezogen werden. Eine kleinere, überschaubare Struktur erscheint auch hier wegen der notwendigen Kommunikation sinnvoll. Je kleiner die versorgenden Strukturen, desto beweglicher kann sich die Therapie, ausgehend von den individuellen Bedürfnissen des Patienten, gestalten.

Therapieerfolg bzw. Probleme in der Therapie müssen mit geringem Aufwand für das therapeutische Team zugänglich sein, um so rasch im Sinne eines optimalen Therapieprozesses innovativ zu werden. Therapieverlauf wird so einsichtig, verfolgbar und korrigierbar. Auch in einem Team, das zwischen Rollenstarrheit und Kompetenzdiffusion eine optimale Mitte einhält, geschehen Pannen, die meist Informationsversäumnisse, hinter denen auch emotionelle Motive stehen können, betreffen.

Uneingestandene Bedürfnisse, z.B. „einziger Therapeut" bzw. „Erlöser" zu sein, können in ihrer unrealistischen Haltung dabei maßgeblich sein (Ernst, 1988).

Eine wichtige Aufgabe ist die Kultivierung des Beziehungsaspektes, der nicht nur zwischen Patient und Therapeut bzw. dem therapeutischen Team abläuft, sondern sich auch innerhalb des therapeutischen Teams entwickelt. Supervisionen liefern dabei einen wertvollen Beitrag für die Qualität dieser „Kultur", was wiederum auf die Arbeit mit den Patienten zurückwirkt.

1.5 Therapiekonzept „Integrative Maltherapie"

In der psychotherapeutischen und psychiatrischen Arbeit nimmt der Zugang zum inneren Erleben des Patienten eine zentrale Rolle ein. Indem wir in die innere Welt des Patienten eintreten, gelingt es uns, den Patienten in seinem

Erleben zu verstehen und Veränderungen, gleichsam im Gleichschritt mit ihm, herbeizuführen. Über kreative Therapien gelingt dies oft rasch und in spielerischer Weise.

Die *Malgruppe* ist zentraler Teil des Gesamtbehandlungskonzeptes „*Integrative Maltherapie*". Dieses Konzept versucht medikamentöse, psychotherapeutische und psychosoziale Strategien in der Arbeit mit stationären psychiatrischen Patienten zu verbinden. Dieses Therapiemodell existiert seit 8 Jahren – über 1000 stationäre psychiatrische Patienten nahmen bisher daran teil (siehe Tabelle 1; Taucher und Steinbauer, 1991). Dieses Konzept wurde den Bedürfnissen der psychiatrischen Routinearbeit entsprechend, entwickelt. Es handelt sich um einen multidimensionalen, ganzheitlichen Ansatz, in dem körperliche, psychische und soziale Bedürfnisse des Patienten berücksichtigt werden.

Die Malgruppe ist integrierendes Zentrum unserer therapeutischen Bemühungen, da wir relevante Informationen über das Erleben des Patienten erhalten.

Tabelle 1. Relative Häufigkeit der Erkrankungen nach DMS III-R, bezogen auf 134 Patienten, die 1994 an der Malgruppe teilgenommen haben

Dysthyme Störung	29 %
Major Depression	21 %
Konversionssyndrom	14 %
Schizophrene Psychose	10 %
Sucht/Eßstörung	9 %
Phobische Neurosen	7 %
Reaktive Depression	6 %
Demenz/Andere	4 %

Tabelle 2. Absolute und relative Häufigkeit der Teilnahme von Patienten mit psychischen Störungen (diagnostiziert nach DSM-III-R) an 73 Malgruppensitzungen

Diagnose	n	%
Dysthyme Störung	61	14,8
Major Depression	143	34,6
Depressive Störung, NNB	13	3,1
Bipolare Störung, depressiv	21	5,0
Schizoaffektive Störung	44	10,6
Schizophrenie	54	13,0
Angststörungen	46	11,1
Alkoholabhängigkeit	23	5,6
Eßstörungen	8	1,9
Total	413	100

Das Konzept der *Integrativen Maltherapie* umfaßt eine psychiatrische psychotherapeutische Station mit 16 Betten mit folgendem Therapieangebot:

- 2mal pro Woche Malgruppensitzung zu jeweils 120 min.
- 2mal pro Woche gesprächspsychotherapeutische Gruppentherapie zu jeweils 60 min.
- 2–3mal pro Woche Einzeltherapien von einer Dauer von 50 min. (analytisch orientierte und verhaltenstherapeutische Strategien).
- Bei Bedarf Familien- bzw. Paartherapien.
- Die Patienten werden, den therapeutischen Erfordernissen entsprechend,
  in das *allgemeine psychotherapeutische Angebot* der Klinik eingebunden, wie z.B.
  Lauftherapie, Entspannungstherapien (Autogenes Training, Atemthera-
  pie, Progressive Muskelrelaxation), Ergotherapie, Tanz-Musiktherapie, Ba-
  stelgruppe, Psycholinguistische Stimmtherapie und Aromatherapie.
- Wöchentliche Kontakte mit dem *Sozialarbeiter* sowie zu den Mitarbeitern der
  psychosozialen Zentren erleichtern die Wiedereingliederung der Patienten
  in ihr soziales Milieu und stellen eine wichtige Rückfallsprophylaxe dar.

Vernetzung im Team

Ein besonderer Schwerpunkt stellt die *Entwicklung der Teamarbeit* und die
Vernetzung des therapeutischen Teams dar. Das therapeutische Milieu wächst
aus der Gesamtheit der Begegnungen aller am therapeutischen Prozeß beteiligten Kräfte (Ärzte, Pfleger, Therapeuten, Psychologen, Sozialarbeiter). In
der Integration verschiedener Behandlungsansätze können Selbstheilungs-
und Wachstumskräfte der Patienten in bestimmten Phasen der Therapie
unterstützt werden.

- Besonderes Augenmerk wird darauf gerichtet, die verschiedenen Therapiestrategien prozeßorientiert einzusetzen und zu verknüpfen. In *täglichen
  Teamsitzungen*, an denen Ärzte, Psychologen, Schwestern und Pfleger teil-
  nehmen, reflektieren die Therapeuten die Aspekte der Psychodynamik der
  Patienten, entwickeln Hypothesen, auf deren Basis sinnvolle Interventionen erfolgen können. Therapieerfolg bzw. Probleme in der Therapie sind
  so mit geringer Trägheit für das therapeutische Team zugänglich. Therapieverlauf wird einsichtig, verfolgbar und korrigierbar.
- Regelmäßige *Supervisionen* unterstützen das therapeutische Team und den
  Therapieprozeß. Besonderes Augenmerk wird auch auf Selbstorganisati-
  onsprozesse im therapeutischen Milieu gelegt. Indem in einer lebendigen
  Wechselwirkung die Bedürfnisse des Patienten mit den Ressourcen der
  einzelnen Teammitglieder in Verbindung treten (Manturana, 1985; Hörz,
  1994), erhalten auch die jeweils vertretenen schulischen Ansätze ihren
  Raum, in dem der jeweils betreuende Therapeut seinen Standpunkt beziehen kann und die verschiedenen Zugangsweisen zu einer lebendigen Diskussion führen.

2. Die Malgruppe

2.1 Einleitung

Kreative Therapien haben eine lange Tradition und nehmen in der psychiatrischen und psychotherapeutischen Praxis einen immer größeren Stellenwert ein (Petzold, 1990). Zu Beginn dieses Jahrhunderts kannte man die Maltherapie hauptsächlich als Beschäftigungstherapie. Prinzhorn (1923) machte darauf aufmerksam, daß Bilder von psychisch Kranken oft von starker schöpferischer Kraft geprägt sind und Zugang zu deren Emotionalität und Psychodynamik eröffnen können.

C. G. Jung, welcher als Begründer einer analytisch orientierten Kunsttherapie gilt (Schuster, 1986), entwickelte eine Methode, die er als „aktive Imagination" bezeichnete, in welcher, ausgehend von Ereignissen, Bildern oder Phantasien, Assoziationen zugelassen werden, die sich zu szenischen Bildern verdichten. Er faßte diese Bilder als Ideogramme unbewußter Seeleninhalte auf, die, aufgeschrieben oder gemalt, einer analytischen Bearbeitung zugänglich werden.

C. G. Jung (1916) postulierte eine transzendente Funktion, welche zwischen dem Unbewußten und dem Bewußten über eine Metapher bzw. dem Symbol diese Gegensätze vereint. Das Symbol enthält sowohl Bewußtes als auch Unbewußtes und ist in diesem Sinne lebendig. In der therapeutischen Arbeit gilt es, dieses Symbol aufzulösen und umzusetzen.

In verschiedenen Therapieformen sind bildhafte Vorstellungen Ausgangspunkt oder Produkt des therapeutischen Prozesses. In der analytisch orientierten Kunsttherapie erfolgt im Gestaltungsprozeß eine direkte nonverbale Umsetzung der inneren Bilder. Die seelischen Inhalte werden in den Bildern zu einem vergegenständlichten Gegenüber und damit Ausgangspunkt für eine verbale Aufarbeitung. Jakobi (1977) schreibt dazu im „Bilderreich der Seele" (S. 44): „Es ist vielfach erwiesen, daß allein schon das In-Fluß-Kommen der seelischen Energie und die Möglichkeit, ihr Form zu verleihen, lösende und heilende Effekte haben mag, aber eine dauerhafte und durchgreifende Wirkung ist meistens nur dann zu erwarten, wenn die emporgehobenen und gestalteten Inhalte auch mit dem verstehenden Bewußtsein aufgenommen werden."

2.2 Die Malgruppe in der stationären Psychiatrie

Das Ziel der Malgruppe im Therapiekonzept der Integrativen Maltherapie ist, psychodynamisches Geschehen in „innere Bilder" zu fassen und durch direkte gestalterische Umsetzung sichtbar zu machen. In der Gestaltung entsteht ein „begreifbares" Gegenüber, das einer Reflexion und Bearbeitung zugänglich wird. Gleichzeitig besteht die Möglichkeit, der seelischen Energie Ausdruck und Form zu verleihen (Jakobi, 1977).

Die Bilder werden zunächst zum Ausgangspunkt für die Bearbeitung in der Gruppe. Die Eröffnung eines erlebnismäßigen Zuganges zu stark abgewehrten Antriebsbereichen ermöglicht ihre Bearbeitung auch mit anderen psychotherapeutischen Strategien. Das in den Bildern sichtbar werdende relevante Material wird je nach Bedarf zum Ausgangspunkt für die Bearbeitung in Einzel- bzw. Familientherapien. So kann in der analytisch orientierten Einzeltherapie die Aufarbeitung bzw. Durcharbeitung des in der Malgruppe gesammelten Materials mit Hilfe von Assoziationen und Phantasien erfolgen – bewußtwerdende konfliktreiche Familienkonstellationen können im Rahmen einer Familientherapie einer Bearbeitung zugeführt werden. Auf Bildebene aufscheinende Verhaltensplanungen wiederum können in der Realität verstärkt bzw. modifiziert und mit verhaltenstherapeutischen Strategien eingeübt werden.

In diesen parallel laufenden Therapieformen gewinnt der Patient einen neuen Ausgangspunkt für die nächste Malgruppensitzung. So entsteht ein positiver, aufbauender Rückkoppelungsprozeß, in welchem sich der Patient der seiner Krankheit zugrundeliegenden Psychodynamik immer weiter nähert und diese bearbeitet. In einem zyklusartig verlaufenden Aufbauprozeß zwischen Malgruppe, Einzel- bzw. Familientherapie nimmt die Malgruppe Motorfunktion ein.

Die Malgruppe ist nicht nur therapeutisch wirksam, sondern liefert auch in diagnostischer Hinsicht eine wertvolle Zusatzinformation (Steinbauer, 1990), welche sich sowohl auf die Art als auch auf die Schwere der zugrundeliegenden seelischen Störung bezieht. Damit nimmt die Malgruppe auch Einfluß auf das weitere medikamentöse bzw. psychotherapeutische Vorgehen. Das Fortschreiten des Therapieprozesses wird durch die Bilder, die in der Malgruppe entstehen, sichtbar. Therapieentwicklung bzw. Krankheitsverlauf können dokumentiert werden. Innerhalb kurzer Zeit kann sich der Therapeut einen Überblick über die Psychodynamik und Psychopathologie einer Vielzahl von Patienten schaffen und erhält so Aufschluß über die Entwicklung des gesamten therapeutischen Prozesses jedes einzelnen Patienten.

2.3 Setting in der Malgruppe:
Rahmenbedingungen und äußerer Ablauf

Die *Malgruppe* findet in Form einer offenen, hinsichtlich der Art der psychischen Störungen heterogenen Gruppe 2mal wöchentlich statt. Es nehmen 6–10 Personen daran teil. Eine Gruppensitzung dauert ca. 120 Minuten.

Einleitungsphase: Der Therapeut erklärt kurz den äußeren Ablauf der Gruppe. Er weist darauf hin, daß bei dieser Therapieform nicht das gesprochene Wort sondern ein Bild, das den jeweiligen Gefühlszustand ausdrücken soll, im Mittelpunkt stehen wird. Ausdrücklich wird kein Anspruch auf Ästhetik und künstlerischen Wert gelegt, sondern die Möglichkeit der Selbsterfahrung betont. Der Therapeut teilt auch mit, daß er mitmalen wird.

Anwärmphase: In dieser Phase wird versucht, die Aufmerksamkeit der Patienten auf ihre aktuelle Gefühlslage zu richten. Die Patienten werden dazu aufgefordert, in der Gruppe über ihr derzeitiges seelisches Befinden zu sprechen, sich einander mitzuteilen. Der jeweilige Gefühlszustand wird auf diese Weise punktförmig beleuchtet bzw. angerissen. Eine Vertiefung und Verdichtung der angesprochenen Gefühle erfolgt in der nachfolgenden hypnoiden Phase.

Hypnoide Phase: Unter der Anleitung des Therapeuten entspannen sich die Patienten mit geschlossenen Augen. Die Patienten werden angeregt, ihre Gefühle und Stimmungen in Form von Symbolen aus der Pflanzen- oder Tierwelt, durch Vorstellung realer oder Traumsituationen oder auch nur durch Farb- oder Formeneindrücke zu visualisieren. So können sie Zugang zu ihren „Inneren Bildern" finden. Um Leistungsdruck zu vermeiden, wird auch die Möglichkeit angeboten, nur die Entspannung zu genießen.

Arbeitsphase: In der Arbeitsphase werden die Patienten aufgefordert, ihre Visualisierungen bzw. Vorstellungen oder auch die spontan nach Beendigung der hypnoiden Phase im Bewußtsein auftauchenden Vorstellungen zu malen oder zu zeichnen. Es werden einfache Materialien wie Ölkreiden, Buntstifte und Wasserfarben angeboten. Wie bereits oben erwähnt, beteiligen sich die Therapeuten mit einer eigenen Gestaltung an der Gruppe.

Besprechungsphase: In der Besprechungsphase erklärt zunächst jeder einzelne, was er mit seinem Bild ausdrücken wollte. Das Bild wird danach im Kreis herumgereicht und betrachtet. Die Gruppenmitglieder werden angeregt, ihre Phantasien und Gedanken zu dem jeweiligen Bild einzubringen. Parallel dazu setzt die vorsichtige Deutung des Therapeuten ein. Die angebotenen Assoziationen werden vom Gestaltenden angenommen, eventuell weiter ausgebaut oder auch verworfen. Zum Abschluß werden der Gestaltende und die Gruppenteilnehmer aufgefordert, einen Titel für das Bild zu finden und diesen schriftlich auf dem Bild festzuhalten. Zuletzt stellt der Therapeut sein Bild vor.

2.4 Die Rolle des Therapeuten in der Malgruppe

Der Therapeut hat in der Einleitungsphase, Anwärmphase und Hypnoiden Phase leitende und den Prozeß initiierende Funktion. In der Arbeitsphase wird er ein teilendes Mitglied der Gruppe und übernimmt in der Besprechungsphase eine Katalysatorfunktion. Er geht zunächst vorsichtig auf semantischer Ebene auf die Gestaltung ein, indem er zuerst nur die konkreten, formalen Bildelemente anspricht. Nachfolgend wird auch die metaphorische Ebene beleuchtet und Verknüpfungen der sich entwickelnden Phantasien zu aktuellem Material hergestellt.

Der Therapeut ist in seiner Rolle in erster Linie „annehmend". Er ist aktiv bemüht durch eine unterstützende und strukturierende Vorgangsweise eine warme und Geborgenheit vermittelnde Atmosphäre zu schaffen, die eine spontane Interaktion der Gruppe ermöglicht. Negative Kritik an Gruppenmitgliedern und deren Gestaltung wird durch den Therapeuten aufgefangen. Der lustvolle Anteil des Prozesses wird auch durch den spielerischen Umgang mit den aus der Kindheit bekannten Mal- und Zeichenutensilien gefördert.

Die aktive Teilnahme des Therapeuten, der sich mit einer eigenen Gestaltung an der Gruppe beteiligt, bedeutet nicht, daß der Therapeut seine „innere Welt" offenbaren sollte bzw. sich als Künstler produziert, sondern dient der Stärkung des Gemeinschaftsgefühls und dem Spannungsabbau. Der Therapeut sollte sich nicht als Künstler verstehen und benötigt, unserer Erfahrung nach, keine künstlerische Vorerfahrung oder Ausbildung. Das Mitmalen des Therapeuten trägt zur Schaffung einer Atmosphäre bei, in der sich unbewußte Strebungen und Gefühle entwickeln können und verhindert das Entstehen blockierender Projektionen, wie Angst, Insuffizienz- und Rivalitätsgefühle.

Die Sprachstruktur, die der Therapeut verwendert, ist Teil des Therapieprozesses. In der Anwärmphase achtet der Therapeut darauf, möglichst konkret den aktuellen Gefühlszustand verbalisieren zu lassen (Bandler und Grindler, 1990), während in der nachfolgenden Hypnoiden Phase entsprechende hypnoide Sprachmuster verwendet werden. Diese sollen nur einen äußeren Rahmen für die Entwicklung von eigenen Phantasien und Bildern vorgeben (Grindler und Bandler, 1984).

In der Arbeitsphase tritt die verbale Kommunikation in den Hintergrund. In der Besprechungsphase geht der Therapeut zuerst ganz konkret auf Auffälligkeiten der Bildgestaltungen ein. Vorzeitige Deutungen der Bildinhalte, auch wenn sie evident erscheinen, werden vermieden. Mit Hilfe einer metaphorischen Sprache, die aus dem Humus der Bildsymbole in organischer Weise erwächst, wird der Phantasiefluß und die Spontanität des Einzelnen angeregt und in der Gruppe Raum gegeben (Berlin et al., 1991; Gordon, 1990).

2.5 Der therapeutische Prozeß in der Malgruppe

2.5.1 Der Weg zum Unbewußten: „Von Außen nach Innen"

In der *Einleitungsphase* werden die Rahmenbedingungen der Malgruppe festgelegt und die Entwicklung des Gruppengefühls initiiert.

Das bewußte Verzichten auf einen ästhetischen und künstlerischen Anspruch und das Hinlenken der Aufmerksamkeit auf das „Herausbilden" eines seelischen Prozesses hat das Ziel, nach außen gerichtete Leistungsansprüche zu vermindern und Einsicht bzw. Klarheit in die zugrundeliegende Psychodynamik zu gewinnen. „Bei solchen Bildern soll es sich gar nicht um Kunst handeln", sagt Jung, „sondern um mehr und anderes als bloß Kunst: nämlich um die lebendige Wirkung auf den Hersteller selber." (Jung, zit. nach Jakobi, 1977, S. 39)

Die Rahmenbedingungen versuchen eine Atmosphäre zu schaffen, die es dem Einzelnen und der gesamten Gruppe ermöglicht, sich Gefühlen zu nähern und Anschluß an unterbewußte Strebungen und daraus eventuell folgenden Konflikten zu erhalten.

In der *Anwärmphase* teilen die Patienten einander ihre aktuelle seelische Befindlichkeit mit – es entsteht rasch ein Klima des Vertrauens, was die Homogenisierung und die Regression in der Gruppe fördert. Diese Mitteilungen können bereits initiale Anhaltspunkte für spezifische Problemkreise liefern, die im Laufe der Gruppe deutlicher zutage treten und dann in der Gesprächsphase fokusiert und erweitert werden können.

In der nachfolgenden *Hypnoiden Phase* erfolgt eine Verdichtung und Vertiefung des angerissenen Gefühlszustandes und die Patienten gewinnen Zugang zu tieferen emotionalen Bereichen und psychodynamischen Prozessen (Leuner, 1987).

Die imaginierten Bilder führen oft zu weit zurückliegendem Erleben. Verschüttete Erinnerungen und damit verbundene Gefühle können zugänglich werden. Die in dieser Phase imaginierten oder spontan auftauchenden Bilder haben hohen originären Wert und, aus der Sicht der psychoanalytisch orientierten Kunsttherapeuten, dieselbe Wertigkeit wie Träume. Dieser Prozeß findet seine Vollendung in der Arbeitsphase, in der die inneren Bilder sich weiterentwickeln und fest umrissene Gestalt gewinnen.

2.5.2 Der Weg der Bewußtwerdung: „Von Innen nach Außen"

In der *Arbeitsphase* tritt der Therapeut als offizieller Leiter in den Hintergrund und beteiligt sich an der Gruppe mit einer eigenen Gestaltung.

Im Hypnoid werden die, dem aktuellen Gefühlszustand analogen, verdichteten „Inneren Bilder" an die Oberfläche gehoben und schließlich in einem realen Bild nach außen transformiert. Dem „Inneren Bild" folgt das sichtbarwerdende, äußere Bild, das schließlich einer verbalen Reflexion zugänglich ist.

In der *Besprechungsphase* übernimmt der Therapeut wieder leitende Funktion. Vor dem Hintergrund der einfühlenden Gruppe setzt sich jeder Einzelne verbal mit seinem Bild auseinander. Beim Herumreichen des Bildes nehmen die Patienten auch körperlichen Kontakt mit den Gestaltungen auf.

Das Betrachen, Angreifen und Darüber-Sprechen betrifft mehrere Sinnesqualitäten, spricht damit die wichtigsten Kommunikationskanäle der Teilnehmer an und kann im wahrsten Sinn des Wortes zum „Begreifen" führen. Die Assoziationen der Gruppenmitglieder bringen die Assoziationen des Einzelnen in Fluß und regen zur Sebstreflexion an, was wiederum den Selbsterfahrungsprozeß der Gruppenmitglieder fördert (Kemper, 1984).

Der *Therapeut* nimmt in der Besprechungsphase eine zentrale Stellung ein. Er initiiert den Prozeß der Bewußtwerdung, indem er vorsichtig das vom Patienten und der Gruppe entwickelte Material deutet. Die Besprechung der Bildinhalte erfolgt zunächst auf der semantischen Ebene, wobei der Therapeut die Aufmerksamkeit des Patienten auch auf scheinbar nebensächliche Details der Bildgestaltung hinlenkt. Die vorsichtig einsetzenden, primär metaphorischen Deutungen des Therapeuten führen rasch von der semantischen Interpretationsebene auf die Symbolebene. Der Therapeut folgt den Einfällen des Gestalters, stellt Zusammenhänge her, die ihm evident erscheinen und bietet sie als Möglichkeiten an. Die lebens- und erlebensnahen Erklärungen werden von den Gruppenmitgliedern aufgenommen und auf der metaphorischen Ebene weiterentwickelt. Auf einer für den Gestalter weniger gefährlichen Symbolebene bekommen Bildinhalte und die dadurch angeregten Phantasien mehr Raum, und auf scheinbar spielerische Art gelingt mit Hilfe von Metaphern eine rasche Überwindung des Widerstandes, sodaß die Patienten Zugang zu verdeckten Konflikten und verdrängten Gefühlen gewinnen (Berlin et al., 1991).

Ein wichtiger Teil der Arbeit des Therapeuten besteht also darin, mit den Patienten behutsam die Bedeutung ihrer Bildsprache aufzuspüren und die Patienten zur Herstellung von Verknüpfungen zu aktuellen und vergangenen Situationen oder Erfahrungen anzuregen.

Die methaphorischen Deutungen können leichter angenommen, eventuell weiterentwickelt oder auch verworfen werden. Der Therapeut muß einschätzen, zu welchem Zeitpunkt der Therapie eine Deutung akzeptiert und verarbeitet werden kann.

Aufgabe des Therapeuten ist es, in dieser Phase unter anderem auch die Diskussion der Gruppe zu straffen und in Gang zu halten und gegebenenfalls die Ursachen und bewegenden Kräfte aufzudecken, die hinter einer bestimmten, in der Gruppe auftauchenden Problematik stehen. So kommt es zu einem gemeinsamen Bewußtwerdungsprozeß der Gruppe, die sich mit dem Bild des Einzelnen auseinandersetzt. Bei der Suche nach einem Titel für das Bild wird die gemeinsame Auseinandersetzng nocheinmal zusammengefaßt. Die schriftliche Fixierung des Titels führt zu einer tieferen Verankerung des Bewußtwerdungsprozesses. Bei stark angst- und konfliktbeladenen Bildinhalten greift der Therapeut oft stützend ein, um so mit Hilfe eines positiven Reframings Entlastung und Umorientierung zu bewirken bzw. Entwicklungen zu initiieren. So beinhalten Bildtitel häufig ermutigende Aufforderungen zur Konfliktbewältigung, z.B.: „Ich darf mir Zeit nehmen!"oder „Ich will nichts mehr hinunterschlucken."

Bei der Besprechung des *Bildes des Therapeuten* wird vor allem Raum für die Phantasien der Patienten gelassen. Übertragungsgefühle und narzißtische Erwartungshaltungen können geäußert werden und sind eine wichtige Rückmeldung für den Therapeuten. Die Möglichkeit der Interpretation der Gestaltung des Therapeuten durch die Patienten fördert wiederum das Gemeinschaftsgefühl der Gruppe.

2.6 Spezifische Therapiestrategien und Interventionstechniken in der Maltherapie

2.6.1 Therapiestrategien

Die Therapiestrategien des Therapeuten orientieren sich an der psychischen Strukturiertheit und Organisation des Patienten.

Die Haltung des Therapeuten soll von einer grundsätzlichen Akzeptanz des Patienten in seinem „So-Sein" geprägt sein. Dementsprechend ist der Führungsstil des Therapeuten am *Beginn der Therapie* in erster Linie fördernd statt fordernd, unterstützend, bejahend, stärkend und ordnend.

Im weiteren Aufbau der Therapie ist es wichtig, sowohl die psychische Strukturiethet des Patienten als auch die Dynamik der Störung im Auge zu behalten. Schwere psychische Störungen können sich, der Dynamik des Krankheitsbildes entsprechend, rasch verändern – so sehen wir z.B. oft bei regressiven Zustandsbildern oder bei affektiven Erkrankungen eine sehr rasche Besserung der Störung. Bei mehr statischen Strukturen, wie z.B. bei narzißtischen Störungen, Borderline Störungen, Störungen aus dem schizophrenen Formenkreis, die vor allem durch eine Ich-Schwäche gekennzeichnet sind, stehen eher strukturierende Interventionsformen mit klaren Grenzsetzungen im Vordergrund. Der Therapeut versucht dabei, den Patienten in seinen Aktivitäten zu stützen und zu begleiten.

Für den Therapeuten offensichtlich auftauchende Konfliktbereiche werden von ihm zunächst nicht focusiert – eine die Konfrontation meidende Haltung des Patienten somit zugelassen.

Über Symbole, die sich der Patient in der Malgruppe schafft und die ihre Anreicherung durch Phantasien und Assoziationen der Gruppenmitglieder erfahren, wird es dem Patienten oft möglich, die Ich-Funktionen zu festigen und damit Reifungsschritte nachzuholen. In der Folge wird es dann möglich auch andere, z.B. konfrontative therapeutische Strategien, anzuwenden.

Bei gefestigten Ich-Strukturen, die sich auch darin ausdrücken, daß der Patient imaginieren, assoziieren und Metaphern bilden kann – d.h., wenn der Patient eine gewisse Konfliktfähigkeit besitzt, ist eine stärker *konfliktorientierte Vorgangsweise* rascher möglich.

Auf dem Hintergrund einer stützenden, „nährenden" Grundhaltung des Therapeuten wird der *Schwerpunkt der therapeutischen Interventionen* nun auf die Konfrontation mit Problembereichen, die sich oft unbewußt in den Symbolen manifestieren, gelegt. Durch entsprechende Interventionen initiiert der Therapeut damit die Auseinandersetzung mit den konflikträchtigen Symbolen.

2.6.2 Interventionen

Interventionen auf der Symbolebene: Durch die Beschreibung bzw. Beschäftigung mit den vom Patienten kreierten Symbolen können damit verbundene versteckte Affekte provoziert und somit erlebbar werden. Dieses Erleben ist therapeutisch bedeutsam, da verdrängtes Erleben im Sinne einer befreienden Katharsis seinen Weg an die Oberfläche des Bewußtseins finden kann. Dies bewirkt Veränderung im Unbewußten, was sich wiederum auf der Symbol-ebene spiegelt und seinen Ausdruck auch auf der Bildebene finden kann. Schließlich kann es, wenn ein Problem nicht mehr der symbolischen Verklei-dung bedarf – der Affekt erlebbar geworden ist –, zu einer Wandlung bis hin zu einer Demaskierung der Symbole kommen.

In diesem Prozeß münden die zunächst unterstützenden Interventionen des Therapeuten in Interventionen, die eine Konfrontation mit den Symbolen ermöglichen.

Eine wichtige Form der Konfrontation stellt die Anregug von Dialogen zwischen verschiedenen Bildelementen bzw. Metaphern dar. Dieser Dialog kann Personen aus der Vergangenheit, insbesondere der Kindheit, betreffen und kann auf diese Weise, auch wenn seelische Verletzungen aus dieser Zeit nicht auslöschbar sind, eine Änderung der inneren Realität bewirken.

In einem fiktiven Dialog kann es möglich sein, einem nahen Menschen Dinge zu sagen, die man nie sagen konnte, man kann versuchen, den anderen zu verstehen – eine Situation neu bewerten. Vielleicht kann man über Ver-säumtes endlich Tränen vergießen, trauern und damit seelisch verarbeiten.

Der Therapeut soll zwar den Patienten anregen, sich mit seinen Symbolen auseinanderzusetzen, jedoch mit Deutungen sehr zurückhaltend sein, sodaß der Patient selbst zu „Lösungen" kommt.

Durch das Anreichern der Symbole mit Assoziationen können vorbewußte Inhalte ins Bewußtsein gehoben werden. Passagen aus dem Vorgespräch, eigene und Assoziationen der Gruppe in bezug auf bestimmte Bildsymbole kann der Patient zu einer für ihn sinnvollen Bedeutung verschmelzen. Es entsteht ein Spannungsfeld, in dem Problembereiche bewußt und schrittweise von Therapiestunde zu Therapiestunde bearbeitet werden können.

Die therapeutische Auseinandersetzung mit den Symbolen: So wird ein über die Symbolkonfrontation aktivierter Affekt erlebbar und kann schließlich, durch den *assoziativen Umgang* mit ihm, verarbeitet werden.

a) Wenn ein Patient zu seinem Symbol keine spezifischen Assoziatonen finden kann, kann ein *unspezifisch assoziatives Vorgehen* zu einer Anreicherung im Erleben führen, was sich wiederum in den Symbolen spiegeln kann.

b) Ist es dem Patienten möglich, *gezielte Assoziationen* zu seinen Bildsymbolen zu entwickeln, sodaß konkrete Szenen seiner Geschichte zugänglich wer-den, wird der Patient angeregt, diese Szenen in allen Details erlebnisnah auszuformulieren. Er wird in seine Vergangenheit bzw. in den Konflikt „hineinsuggeriert" – was zu einer Befreiung von Affekten im Sinne einer Katharsis führen kann.

2.6.3 Spezifische Eigenart der Methode

In der Malgruppe ist die Projektionsebene nicht in erster Linie der Therapeut oder die Gruppenmitglieder, sondern die Bildsymbole – d.h., die Projektionen des Patienten spiegeln sich vorwiegend in den Symbolen.

Symbole bieten den Vorteil, daß ihre Inhalte, aber auch ihre Vielschichtigkeit dem rationalen Bewußtsein nicht sofort zugänglich sind und daher vom „Ich" nicht „abgewehrt" werden müssen. Anhand von Interventionen am Symbol ist es möglich, Veränderungen im Unbewußten zu initiieren, ohne daß dies für den Patienten auf rationaler Ebene bewußt werden muß.

Im Gegensatz zur analytischen Therapie, in der es gilt, auf einer vorwiegend verbalen Ebene Übertragungsphänomene aufzuzeigen, zu zergliedern und schließlich bewußt erlebbar zu machen, ist es in der Maltherapie kontraproduktiv, wenn das Symbol sehr früh demaskiert und damit ein zugrundeliegender Konflikt bewußtgemacht wird. Die nonverbale Wirkkraft des Symbols enthält nämlich neben einer inhaltlichen Haupttendenz, die oft rasch vom Therapeuten erkannt wird, zahlreiche andere Aspekte, die in der Therapie zwar nicht gleich faßbar sind, aber doch in ihr mitschwingen.

Wenn das Symbol sehr rasch entschlüsselt wird, wird es auch auf einen Aspekt reduziert und damit die Potenz des Symbols vermindert und oft zerstört.

Die *Abstinenzregel* wird in der Malgruppe darauf reduziert, daß der Therapeut selbstverständlich seine eigenen Konflikte nicht ausagieren darf. Ansonsten ist der *Therapeut sehr aktiv*, indem er selbst mit einer Gestaltung an der Gruppe teilnimmt, Phantasien anregt, Verbindungen unter den Gruppenmitgliedern herstellt, von der rein beschreibenden Ebene auf die metaphorische Ebene bei der Besprechung der Bilder wechselt und immer wieder den Beziehungskontext erweitert.

Ist der Patient konfliktfähig, kann der Therapeut bei einer vermeidenden Haltung des Patienten ein konfliktträchtiges Symbol focusieren und den Patienten damit in eine Auseinandersetzung mit seiner Problematik führen.

Die Symbolkonfrontation sowie das assoziative Vorgehen in der Malgruppe sind gezielte, aktive Therapiestrategien, die tiefenpsychologische Erkenntnisse zur Grundlage haben. So braucht der Threrapeut für seine Arbeit mit der Malgruppe tiefenpsychologische Kentnisse – wie das Wissen um Übertragungsphänomene, Abwehr und Widerstand – als auch Symbolverständnis und Erfahrungen in Gruppenprozessen, um es dem Patienten zu ermöglichen, auf einander aufbauende Therapie- bzw. Reifungsschritte zu machen.

2.6.4 Schwierigkeiten der Methode

Schwierigkeiten in der Malgruppe können für den Therapeuten darin liegen, daß die Bilder einen stark suggestiven Charakter haben. Sie sind die ursprüngliche Sprache des Unbewußten und wirken daher auf das Unbewußte besonders stark. Je mehr unerledigtes, andrängendes, nur oberflächlich zurückgehaltenes Material jemand in sich trägt, desto stärker besteht die Gefahr, durch die Bilder der anderen Gruppenmitglieder beeinflußt zu werden. So kann ein Bild eines Gruppenmitgliedes auf andere aktivierend wirken, was zwar einen potenzierenden Effekt haben kann, aber auch die eigene Problematik frühzeitig aktivieren und, unter den Ansturm von nicht kontrollierbaren Gefühlen, zu ausagierenden Handlungen führen kann.

Da auf diese Weise auch im Therapeuten immer wieder Problembereiche angesprochen bzw. aktiviert werden, ist eine ausreichende Selbsterfahrung und Selbstreflexion notwendig. So wird es ihm möglich, nicht nur sich empathisch einzufühlen, sondern auch sich immer wieder von den Bildern zu distanzieren, um genügend freie Valenzen für die Beobachtung und Begleitung des Therapieprozesses zur Verfügung zu haben.

2.7 Therapeutische Effekte der Malgruppe

Als therapeutisch wirksame Faktoren der Malgruppe betrachten wir, daß unbewußten und vorbewußten Seeleninhalten und den damit verknüpften Gefühlen in den Bildern *Raum* gegeben wird.

Die Produktion bildhafter Erinnerungen setzt die mit diesen Erinnerungen verbundenen Gefühle frei (Katharsis). Durch diesen kathartischen Prozeß kommt es unmittelbar zu einer Verminderung der seelischen Spannung, gleichzeitig beginnt die Distanzierung von den oft belastenden Bewußtseinsinhalten (Entspannung). Diese Inhalte erhalten gleichzeitig eine Form und treten in Symbolen ans Tageslicht. Der Patient begreift in der Folge meist sehr rasch, daß diese Bilder zu ihm gehören und zu seinem Selbst führen. Er gewinnt in diesem Prozeß der Auseinandersetzung Einsicht in Zusammenhänge bzw. seine psychodynamische Struktur, die er vorher nicht bewußt fassen konnte (Einsichtsvermittlung). Oft kommt es zu einem spontanen Brückenschlag von Gestaltungselementen zu Situationen und Verhalten in der Realität. Starke Affekte können dabei den Prozeß der Einsicht begleiten („Aha-Erlebnisse").

Mit der behutsamen Auseinandersetzung des Bildinhaltes kann es auch zu einer *Konfliktaktualisierung* kommen. Die Eröffnung eines erlebnismäßigen Zuganges zu stark abgewehrten Antriebsbereichen ermöglicht ihre Bearbeitung auch mit Hilfe anderer psychotherapeutischer Strategien. Der Einstieg in die verbale Psychotherapie wird dadurch erleichtert. Die in den Bildgestaltungen enthaltenen Lösungsstrategien entsprechen dem sog. „Probehandeln" und können Ausgangspunkt für die Entwicklung neuer *Konfliktlösungsstrategien* in der Realität werden. Das Sich-Verwirklichen im Schaffensprozeß fördert das Ich-Bewußtsein (Subjekterleben). Durch das Herausbilden emotionaler Erlebnisinhalte und die damit verbundene Distanzierung davon sowie durch die empathische Besprechung in der Gruppe wird die *Ich-Stärkung* gefördert.

Bei der Suche nach einem Titel für das Bild wird die gemeinsame Auseinandersetzung nocheinmal zusammengefaßt. Die schriftliche Fixierung des Titels führt zu einer tieferen Verankerung des Bewußtwerdungsprozesses. Das Ziel in der verbalen Bearbeitung der Bildsymbole ist, den Patienten zu mehr innerer Freiheit und Selbstkompetenz zu führen.

2.8 Das Bild in der Therapie

Das Bild wird als Projektionsmöglichkeit seelischer Inhalte aufgefaßt und dient als Ausgangsmaterial für Assoziationen und Phantasien, die zu verdrängten Gefühlen und verschüttetem Erleben führen können. Komplexe unbewußte Zusammenhänge der zugrundeliegenden Psychodynamik können sichtbar gemacht werden. Bei bildnerisch Ungeübten wird ihre innere Wirklichkeit meist unbewußt, im Sinne einer „Bedeutungsmalerei", direkt über entsprechende Größenverhältnisse, Farbe und Form zum Ausdruck gebracht. So werden z.B. Familienmitglieder in bestimmter Größe und Entfernung dargestellt. Damit kann die Wichtigkeit der dargestellten Person, aber auch die Enge oder Distanz einer Beziehung sichtbar werden.

Die Decodierung der metaphorischen Bedeutung der Darstellungen ist in vielen Fällen einfach, oft jedoch geben erst Assoziationen der Patienten Hinweise auf die ganz individuelle Bedeutung einer Darstellung. Innere Wirklichkeit wird äußerlich vergegenständlicht und hat damit therapeutische und diagnostische Bedeutung.

In den Bildern können zum Ausdruck kommen:

2.8.1 Gefühle und Stimmungen

Diese können auf Bildebene besser und komplexer dargestellt werden, als Worte es auszudrücken vermögen. So können wir in den Bildern Depression (Abb. 1), Einsamkeit (Abb. 2), seelischen Schmerz (Abb. 3), Ohnmacht, Anspannung und unterdrückte Wut (Abb. 4, 5), Ekel und Verzweiflung (Abb. 6), aber auch das Aufblühen von Hoffnung (Abb. 8) sehen und „erfühlen". Schließlich wird uns auch Freude und Zuversicht mitgeteilt, wenn Patienten aus dem Dunkel der Depression ins „Leben" zurückkehren (Abb. 7).

Abb. 1. Anna stellt in diesem Bild ihre depressive Einengung dar. Die ganze Welt erscheint ihr von schwarzen Wolken bedrohlich verdüstert.

Abb. 2. Karin, eine Patientin mit Borderlinesymptomatik, symbolisiert sich als einsamer, zur Hälfte zerstörter Baum in einer leeren, düsteren Landschaft.

Abb. 3. In einem starken Farbenkontrast zeichnet Anne, sie litt unter einer dysthymen Störung, ein zerrissenes Herz und drückt damit den Schmerz nach Verlust ihres Patners aus – ein Konflikt, der ihr das „Herz zerriß".

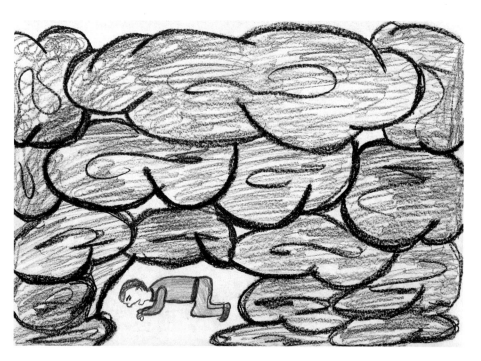

Abb. 1. Depression

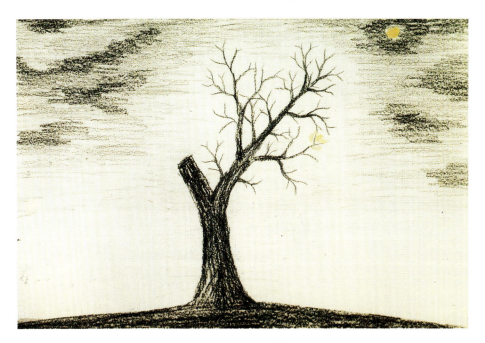

Abb. 2. Einsamkeit

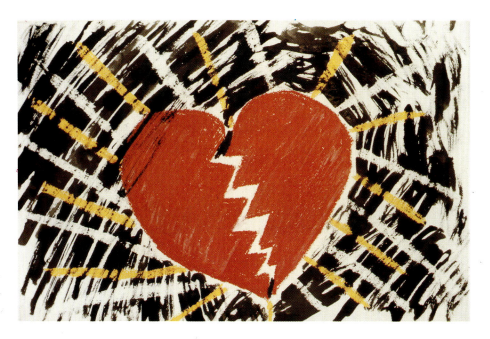

Abb. 3. Seelischer Schmerz

Abb. 4. Eine Patientin, die unter psychosomatisch bedingten Herzschmerzen litt, drückt in diesem Bild ihren inneren Spannungszustand aus. Dieses Männchen wird von der Patientin als „Wutmännchen" bezeichnet und drückt ihre innere Anspannung aus. Ein chronischer Konflikt am Arbeitsplatz setzte die Patientin gleichsam unter „Hochspannung". Unterdrückte Wut läßt die Haare zu Berge stehen, aus den Ohren raucht es und das Herz flattert.

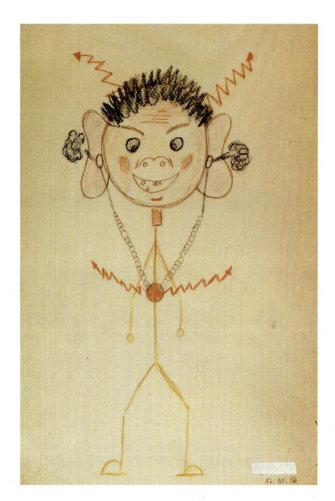

Abb. 4. Wut

Abb. 5. Gertrude, eine Patientin, die unter einer neurotischen Depression leidet, fühlt sich in dieser Zeichnung als hilfloser, kleiner Wurm, der gerade dabei ist, von einem riesigen Schuh zertreten zu werden. Sie drückt so ein Gefühl von Hilflosigkeit und Ohnmacht gegenüber einer von ihr als feindlich empfundenen Umwelt aus.

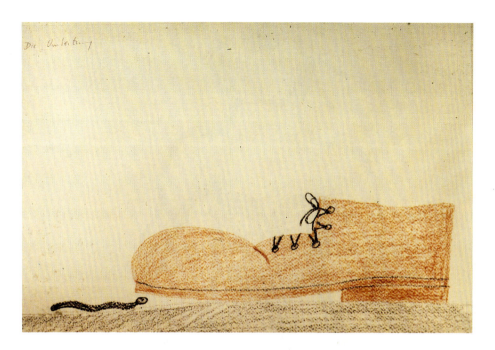

Abb. 5. Ohnmacht

Abb. 6. Dieses „Selbstbildnis" einer 20jährigen Patientin, die an Bulimie litt, drückt Wut und Ekel über ihre Eß-Brechsucht aus. Sie „krönt" den Abscheu vor sich selbst, indem sie das Bild mit dem Titel: „die Giersau" versieht.

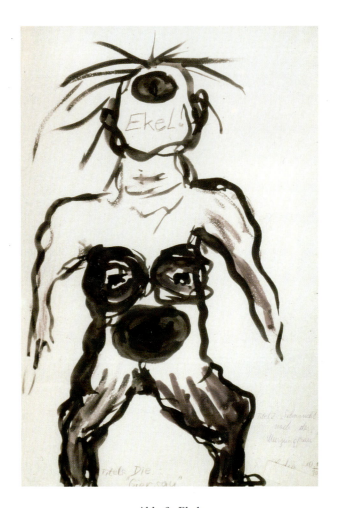

Abb. 6. Ekel

Abb. 7. Dieses Bild einer 19jährigen Patientin drückt, nach Abklingen einer depressiven Verstimmung, übermütige Freude aus. Die Patientin malt sich als lachende, fröhlich tanzende Blume.

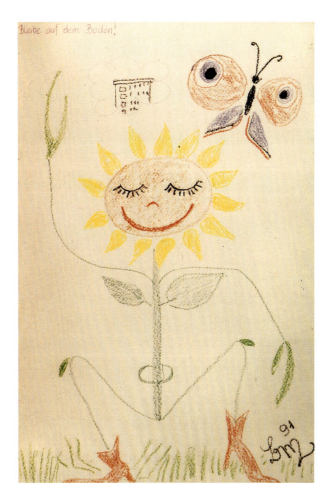

Abb. 7. Freude

Abb. 8. Bei Aufhellung einer depressiven Verstimmung zeichnet sich diese Patientin als einen von einem „Lebenssturm" abgebrochenen Baumstumpf, der ein kleines „Zweiglein von Hoffnung" auszutreiben beginnt.

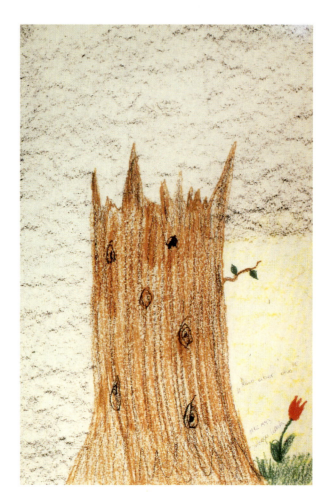

Abb. 8. Hoffnung

2.8.2 Die Konkretisierung angstbesetzter Inhalte

Die Konkretisierung angstbesetzter Inhalte führt zu einer Konfrontation bzw. Distanzierung und damit auch zu einer seelischen Entlastung davon. Der Umgang mit der Angst kann auf Bildebene ausprobiert werden (siehe Abb. 9, 10).

Abb. 9. Antonia, eine 28jährige Patientin mit Panikattacken: Von ihren Ängsten wie von spitzen Stacheln bedroht und in die Ecke gedrängt, malt sie sich in ihrem Lebensraum eingeengt und gefangen. Die großen Fragezeichen drücken die Ratlosigkeit der Patientin, Strategien für einen „Ausweg" zu finden, aus.

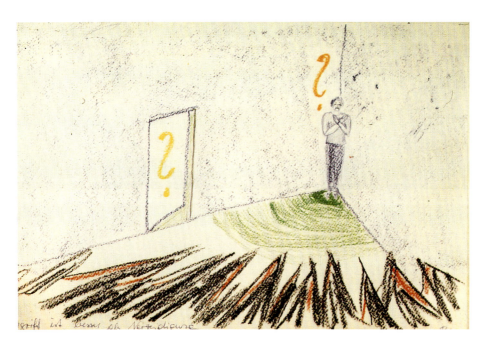

Abb. 9

Abb. 10. In diesem Bild starrt uns die personifizierte Angst einer Patientin mit schreckgeweiteten Augen aus einem sprachlosen Mund entgegen. Sie identifiziert mit diesem Gesicht ihre Mutter, mit der sie eine konfliktreiche, ambivalente Beziehung verbindet.

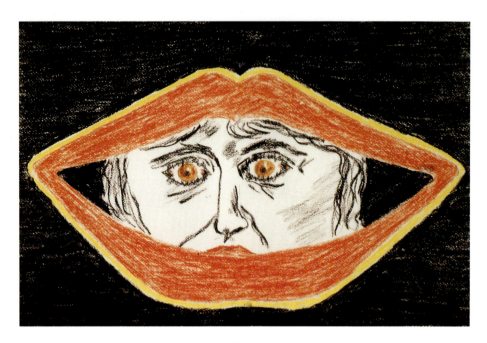

Abb. 10

2.8.3 Kompensatorischer Ausgleich von Minderwertigkeitsgefühlen

Narzißtische Bedürfnisse können in der Gestaltung ohne Scham zum Ausdruck gebracht werden. Die Patienten stellen sich in der Mitte des Bildes groß und farbenfroh dar (siehe Abb. 11).

Abb. 11. In ihrer Selbstdarstellung malt sich diese Patientin als riesige, das ganze Bild ausfüllende Blume und kann in dieser Weise ihre narzißtische Bedürftigkeit ins Bild bringen.

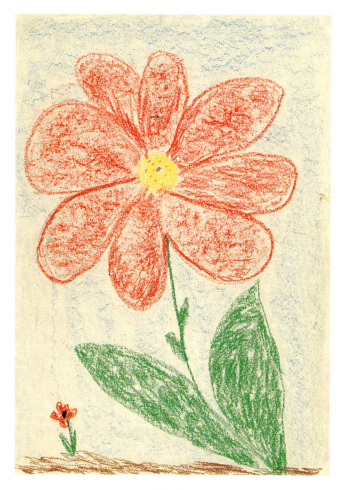

Abb. 11

2.8.4 Vorwußtes und Unbewußtes

In Bildmetaphern und in der Gestaltung von Traummaterial eröffnet sich häufig ein rascher Zugang zu unbewußten Seeleninhalten. Diese können einer Aufarbeitung durch andere psychotherapeutische Strategien zugeführt werden (siehe Abb. 12, 13).

Abb. 12. In diesem Bild malt eine 31jährige Patientin, die unter einer Laktationspsychose litt, sich und ihren Gatten gefesselt an ihr überdimensional groß dargestelltes Baby. Sie setzt sich in diesem Bild mit ihren tief abgewehrten, negativen Gefühlen ihrem Kind gegenüber bzw. mit ihrer neuen Familiensituation auseinander.

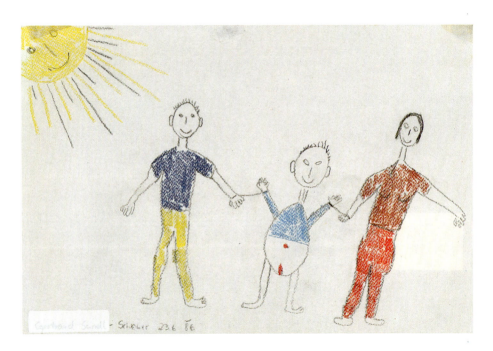

Abb. 12

Abb. 13. Dieses Bild wurde von einer Patentin gezeichnet, die unter einer Zwangsneurose litt. Sie stellt sich in ihrem Bild als schwerbeladenes Strichmännchen dar, das sich bemüht, einen unüberwindlich steilen Berg zu erklimmen. Auf der Spitze des Berges wartet die Familie auf sie – ein unterstützendes Seil kann die Patientin noch nicht erreichen. In der Nachbesprechung des Bildes erkennt die Patientin ihre eigenen Leistungsansprüche sowie die Erwartungen und Forderungen der Familie an sie, unter denen sie immer wieder zusammenbrechen muß.

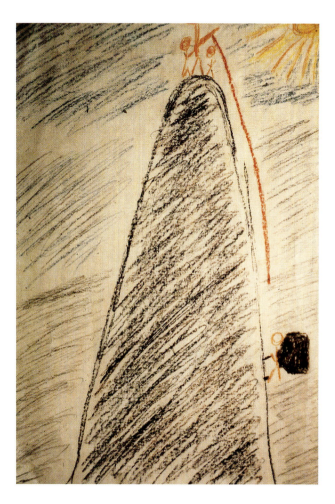

Abb. 13

2.8.5 Aus der Psychodynamik

Aus der Psychodynamik stammendes Material: Häufig kommt es zur Darstellung traumatisierender Kindheitserinnerungen, manchmal aus der präverbalen Phase der Kindheit stammend, sowie konfliktbeladener, lebensgeschichtlicher Ereignisse und Situationen. Durch die damit verbundene Konfliktaktualisierung wird eine Bearbeitung möglich. Der Patient kann lernen, daß die Ängste des Kindes nicht mehr die Ängste des Erwachsenen sein müssen, problembeladene Partner- oder Familienkonstellationen können sozusagen von einem neuen Blickwinkel aus betrachtet und damit zugänglich werden (siehe Abb. 14, 15).

Abb. 14. In diesem Bild stellt sich eine Patientin, die unter einer Major Depression litt, als wehrloses Geschöpf dar, das von einem Löwen angegriffen wird. In der Nachbesprechung setzt sich die Patientin mit ihrer angstbesetzten Beziehung zu ihrem tyrannischen, gewalttätigen Vater auseinander, von dem sie sich immer wieder bedroht und vernichtet fühlte.

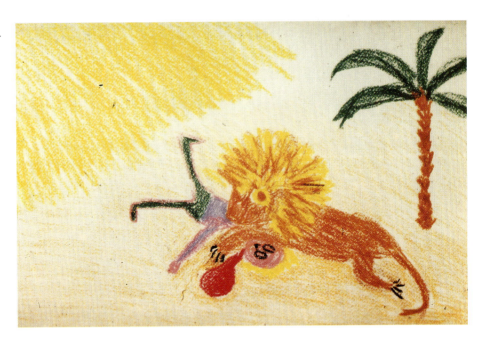

Abb. 14

Abb. 15. Eine Patientin, die unter einer schizoaffektiven Psychose litt, malt eine „Prügelszene" aus ihrer Kindheit: Sie stellt sich ohne Arme hilflos, ohnmächtig ihrer strafenden Mutter ausgeliefert, dar.

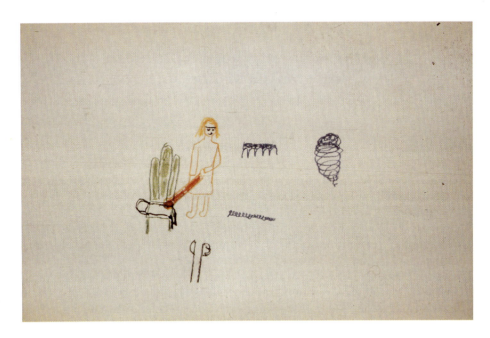

Abb. 15

3. Depression: Der Therapieprozeß in der integrativen Maltherapie

3.1 Einleitung

Die depressive Störung ist eine große Herausforderung für das Mitfühlen und die Geduld des Therapeuten. Die psychotherapeutische und speziell die psychoanalytische Literatur der affektiven Psychosen ist im Umfang deutlich kleiner als die über schizophrene Psychosen bzw. Neurosen (Mentzos, 1991). Die scheinbar psychotherapeutische Unangreifbarkeit, sowie das ohnedies spontane Abklingen der depressiven Phasen, aber auch der Umstand, daß biologische Faktoren bei der Auslösung des Krankheitsbildes scheinbar deutlicher zum Vorschein kommen, spielen hierbei wohl eine Rolle. Auch die Unerträglichkeit der Gegenübertragungsgefühle müssen in Betracht gezogen werden angesichts eines Patienten, der entleert und uneinsichtig erscheint.

Tiefenpsychologische Autoren sind der Auffassung, daß der Depression eine Störung im Aufbau interpersonaler Beziehungen zugrunde liegt. Diese Störung bedingt eine Fehlhaltung, die von phänomenologisch orientierten Autoren (v. Gebsattel, 1964) als „verhinderte Sinnfindung und angehaltene Entscheidung" interpretiert wird. Sich daraus ableitende Konflikte gilt es in der Psychotherapie aufzuzeigen und aufzulösen, um so einer Chronifizierung vorzubeugen. Die Depression gewinnt als Hinweis auf verhinderte Selbstentfaltung einen tieferen Sinn, der in der Psychotherapie erschlossen werden kann. Somit ist in jeder Depression eine Chance für die Persönlichkeitsentfaltung enthalten, die in der Psychotherapie wahrgenommen werden sollte.

3.2 Initiale Phase: Aufbau einer therapeutischen Beziehung

In schweren Formen der Depression, in denen der „Vitalitätsverlust" aller Lebensbereiche im Vordergrund steht, ist es den Patienten oft nicht möglich, sich verbal entsprechend auszudrücken. Auf nonverbale Weise über kreative Therapieformen gelingt es den Patienten oft leichter, sich mitzuteilen.

Die in dieser Phase entstehenden Bilder zeigen charakteristischerweise (Wadeson, 1971): dunkle Farben und/oder geringe Farbintensität – häufig wird beim Zeichnen nur der Bleistift verwendet –, und auf einer weitgehend leeren Bildfläche finden sich nur einzelne oder wenig Formelemente – der

Bildinhalt wird durch eine depressive Symbolik bestimmt (siehe Abb. 16, 17). Auch Suizidphantasien finden so ihren Ausdruck (siehe Abb. 18).

Abb. 16. Eine 33jährige Patientin, die an einer endogenen Depression litt, stellt sich als Strichmännchen, gefangen in einer Spirale, dar, aus der es kein Entrinnen gibt. Sie fühle sich in einem „Teufelskreis" aus Ohnmacht und Schuldgefühlen gefangen, ist ihre Erklärung zu diesem Bild (Hamilton Rating Scale: 53 Punkte).

Abb. 17. Eine schwer depressive Patientin symbolisiert das Gefühl ihrer inneren Leere und Einsamkeit in einem leeren Boot vor einer trostlosen Landschaft.

Abb. 18. Franziska malt einen fixierten Angstraum: Sie steht auf einem Hochhaus – ein dunkler Sog versucht sie in die Tiefe zu reißen. Anschließend spricht sie über die sie überwältigenden Suizidphantasien.

In diesen Bildern wird das Daniederliegen des Selbstwertgefühls, nach Kohut (1971) Ausdruck einer narzißtischen Störung, deutlich sichtbar. Auch S. Freud (1917) erachtet die Störung des Selbstwertgefühls, die Hand in Hand mit einer Aktivierung eines strengen „Über-Ichs" geht, als zentralen Aspekt der Melancholie (siehe Abb. 19). Er geht in seinem Aufsatz „Trauer und Melancholie" (1917) davon aus, daß der Normal-Traurige an einem Objektverlust leidet, der Endogen-Traurige aber an einem „Ich-Verlust".

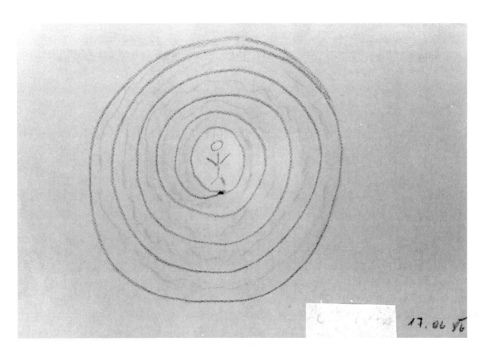

Abb. 16

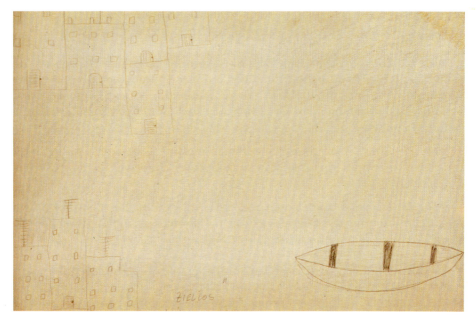

Abb. 17

Abb. 19. Doris malt sich von einem überdimensionalen, schwarzen Pfeil zu Boden gestreckt, ihren Schuldgefühlen bzw. „Über-Ich"-Forderungen unterlegen.

Die „aversive, fluchthafte Abkehrhaltung vom Leben", die J. H. Schultz (1955) in seiner Sinnbildlehre als das Innerste der depressiven Reaktion begreift, findet ebenso in den Bildern ihren lebendigen Ausdruck (siehe Abb. 20).

Abb. 20. Barbara malt sich zusammengekauert unter einem dürren Baum, unter einer schwarzen Regenwolke. Von ihr getrennt findet sich die bunte Welt, symbolisiert in einer Blumenwiese, bunt gezeichneten Gestalten – darüber eine Sonne. Von dieser Welt hat sie sich abgekehrt und findet keinen Zugang.

Phänomenologisch orientierte Tiefenpsychologen wie Strauss (1960), Minkowski (1923) und v. Gebsattel (1964) sehen als Grundstörung der depressiven Erscheinungsbilder eine Störung des „Zeiterlebens" (Strauss) oder der „gelebten Zeit des Werdens" (v. Gebsattel). Der Lebensbewegung ist normalerweise die Richtung auf die Zukunft immanent – der Depressive aber erlebt sich ausgeschieden aus dem Lebensstrom, abgeschnitten von der Zukunft und ohne erfüllende Gegenwart (siehe Abb. 21).

Abb. 21. Erich, ein 28jähriger depressiver Patient, malt sich hilflos, ohne Arme, vor einem gefüllten Krug – er enthält das „Wasser des Lebens". Die

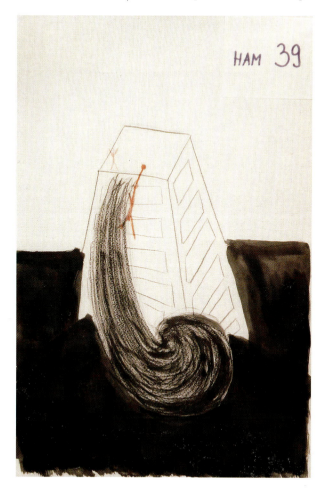

Abb. 18

Sprossen der Leiter, die einen Zugang zu diesem Wasser darstellen, sind gebrochen. Kein Weg führt aus dem Dunkel der Depression zur Fülle des Lebens.

In dieser Phase der Depression sind, neben der thymoleptischen Psychopharmakatherapie, die psychotherapeutischen Interventionen stützend und begleitend (Tellenbach, 1960). Dem Zustandsbild des Depressiven entsprechend, ist die aktive Zuwendung des Arztes sowie seine empathische Haltung, die die narzißtische Leere des Depressiven auffüllen kann, von großer Bedeutung (Battagay, 1985) – eine abstinent analytische Haltung ist in dieser Phase kontraindiziert. Für den Aufbau einer tragfähigen psychotherapeutischen Beziehung sowie die Abschätzung der Suizidalität ist ein häufiger (2–3mal wöchentlich), intensiver psychotherapeutischer Kontakt notwendig.

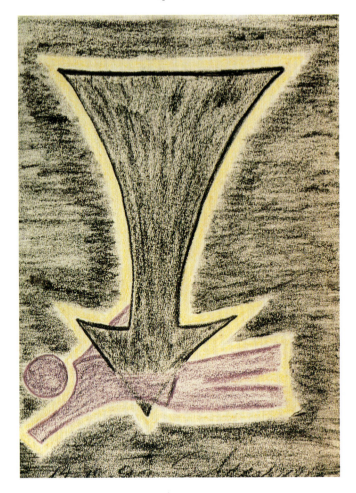

Abb. 19

Es geht also in dieser Phase darum, ein tragfähiges therapeutisches Netz zu spannen, dem Depressiven „Mut zur Depression" (v. Gebsattel, 1964) zu machen und sich der aversiven Fluchthaltung dem Leben gegenüber entgegenzustellen. Die psychotherapeutische Zuwendung bildet das Fundament für die weitere Depressionsbehandlung, die in der Aufschlüsselung und Bearbeitung der pathogenen Vorfeldsituation liegt. Dies stellt hohe Anforderungen an die Geduld und Ausdauer des Therapeuten.

In der Malgruppe fördert der Therapeut anfangs vor allem die Verbalisation von Gefühlsinhalten, während die Konfliktaktualisierung vermieden wird. In der Frage nach dem Sinn der symptomatischen Gestaltungen eröffnet sich ein erlebnismäßiger Zugang zu inneren Vorstellungswelten. Damit werden die Bilder als kathartische Produkte sinnvoll für die Patienten. Es gilt somit, den geheimen Sinn, den jede Depression birgt, in der therapeutischen Arbeit aufzulösen (v. Gebsattel, 1964).

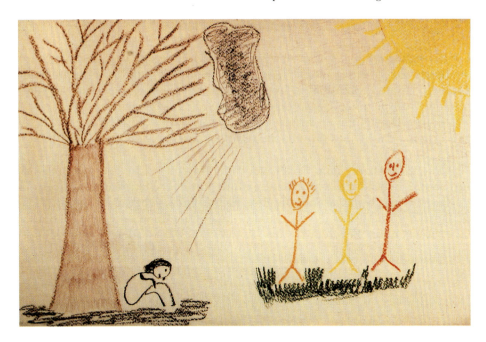

Abb. 20

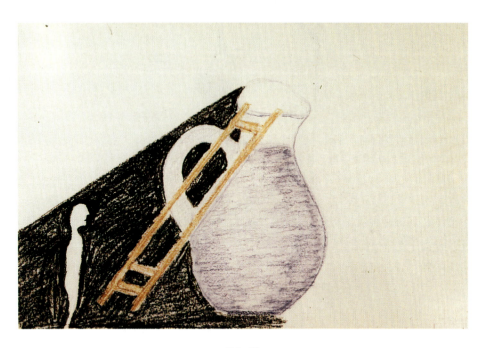

Abb. 21

3.3 Kathartische Phase

Fühlen sich die Patienten in der therapeutischen Beziehung geschützt und getragen, wird es ihnen möglich, sich ihrem Schmerz und der, manchmal mit Grauen erfüllten, wahnhaften Innenwelt zu stellen – sich dem Therapeuten und der Gruppe mitzuteilen und damit auch ihr Leid zu teilen.

In ihren Darstellungen setzen sich die Patienten in dieser Phase mit Autoaggression, Schuld- und Ohnmachtsgefühlen auseinander (siehe Abb. 22).

Abb. 22. Barbara, eine 35jährige Patientin mit endogener Depression, drückt ihre Schuld und Ohnmachtsgefühle sowie ihre massive Autoagression in dieser Hinrichtungsszene, die ihre innere Qual sichtbar macht, aus. Die maßlose Selbstentwertung drückt die Patientin mit dem Titel des Bildes: „Kotzbrocken im Fegefeuer", aus. In diesem Bild werden die von Freud

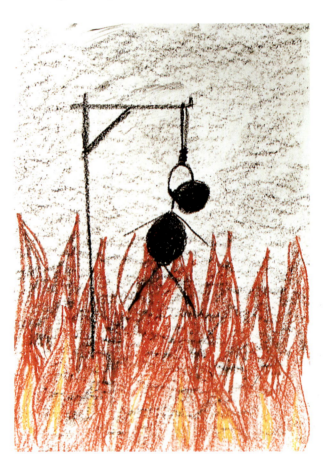

Abb. 22

beschriebene, für den Melancholiker typische Trias: Selbsterniedrigung, Selbstbeschuldigung und Selbstbestrafung sichtbar.

Die *Ohnmachtsgefühle* entspringen nach v. Gebsattel (1964) aus einer „Angst des Nicht-leben-Könnens". Sie werden zu einer bedrohlichen Macht, sodaß Lebensumstände als unbezwingbare Angreifer, als bedrohliche, existenzzerstörende Mächte erlebt werden (siehe Abb. 23).

Abb. 23. Lydia, eine 24jährige Patientin mit neurotischer Depression, zeigt in diesem Bild, wie sie in einem schwarzen Sumpf aus Angst und Verzweiflung versinkt, während riesige fratzenhafte Gesichter sie anklagen und bedrohen. Die Patientin erinnert in diesem Zusammenhang traumatisierende familiäre Konflikte, denen sie sich hilflos ausgeliefert fühlte.

Die kathartische Ausdrucksmöglichkeit der Gefühle in den Bildern fördert die Fähigkeit der Verbalisation, Kommunikation und Distanzierung von depressiven Erlebnisinhalten. In der Konkretisierung depressiver Erlebnisinhalte schaffen sich die Patienten in den Bildern ein Gegenüber, mit dem sie sich auseinandersetzen bzw. von dem sie sich distanzieren können. Dies führt zu einer emotionalen Entlastung.

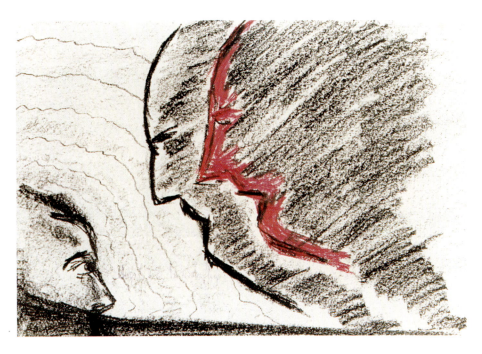

Abb. 23

3.4 Konstruktive Phase

Mit zunehmender Aufhellung der Depression können sich die Patienten in der Malgruppen- und Einzeltherapie ihrer relevanten Lebensproblematik zuwenden. In der Bearbeitung des bildhaft exsternalisierten Konfliktmaterials gelingt es den Patienten, in den Bildern außen-projizierte Anteile als Teile ihres Selbst zu erleben.

Aus dem kathartischen Prozeß entwickelt sich zunehmend ein konstruktiver Rückkoppelungsprozeß, wobei in der Malgruppe generiertes Material immer wieder Ausgangspunkt für die Bearbeitung wird. In dieser Phase werden häufig Konfliktbilder gemalt, die sich auf die aktuelle Lebensproblematik beziehen und den Grundkonflikt der depressiven Haltung, den Konflikt zwischen Abhängigkeitsbedürfnissen und Autonomieansprüchen, widerspiegeln (Abb. 24, 25).

Abb. 24. So stellt sich Elke, eine 35jährige Patientin, im Mittelpunkt eines Machtkampfes dar, der sich zwischen ihrer Mutter und ihrem Ehemann abspielt. Sie fühlt sich von den an sie gerichteten Ansprüchen überfordert und bedroht und der eigenen Anforderung, ständig Frieden stiften zu wollen, nicht gewachsen.

Abb. 25. Paula, eine 26jährige Patientin, stellt einen chronisch schwelenden Familienkonflikt dar. Die Patientin steht ihrem Gatten gegenüber, der das

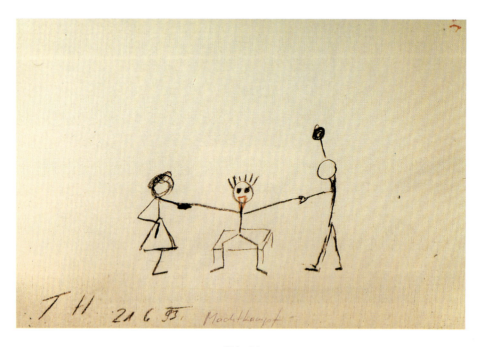

Abb. 24

gemeinsame Kind in den Armen hält. Sie selbst trägt ihre Mutter als schwere
Last am Rücken. Die nicht vollzogene Loslösung von der Mutter bringt sie
immer wieder in konflikthafte Distanz zu ihrer Familie.

Konfliktbilder tauchen bei neurotischen und reaktiven Depressionen häufig schon in den ersten Malgruppensitzungen auf, während bei endogenen
Depressionen Konfliktdarstellungen erst spät oder nur rudimentär ins Bild
kommen.

Das Problem des Abhängigbleibens und des Abhängigsein-Wollens, als
Ausdruck defizient gebliebener Reifungsschritte, wird in der Therapie immer
wieder Thema. Ausdruck dieses Problems ist die übersteigerte Tendenz der
Schuldvermeidung und der Sehnsucht nach Idealisierung des Therapeuten.
Diese spezifische Weise der Weltbegegnung, wie sie auch Tellenbach (1961)
an seinem „Typus melancholicus" beschreibt, boykottiert das Risiko der Entwicklung eines eigenen Lebensstils. Es gilt der Versuch einer Überspannung
des Leistungsanspruches vorzubeugen und die symbiotische Gebundenheit
zugunsten einer erweiterten Eigenständigkeit aufzulockern (Jansarik, 1974).

Das konsequente Bewußtmachen und Hinterfragen dieses Verhaltensmusters und das Durchbrechen der Intimität der Dyade der Einzeltherapie
durch die Malgruppe, ermöglicht Entwicklungsschritte in Richtung größerer
Eigenverantwortung.

Paar- bzw. familientherapeutische Interventionen können diese Entwicklung unterstützen. So strahlt das Therapiekonzept auch in die soziale Bezogen-

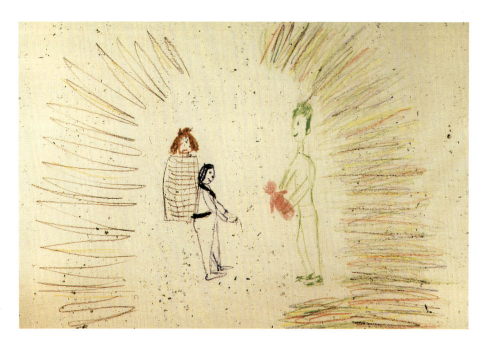

Abb. 25

heit der Patienten aus, verstärkt und integriert neu gewonnene Einsichten, Strategien und Verhaltensmuster.

Durch die Entschärfung und Auflösung der pathogenen Vorfeldsituation und Einübung neuer Lebensmuster wird als längerfristiges Therapieziel Rezidivfreiheit zu erreichen versucht.

Hand in Hand mit der Aufhellung des depressiven Zustandsbildes, verändern sich auch die Bildgestaltungen in charakteristischer Weise: In dieser Phase zeigen die Bilder eine Aufhellung und Zunahme der Farbintensität, eine Erweiterung der Farbpalette und eine bessere Nutzung der Bildfläche. Depressive Bildinhalte wandeln sich im Sinne positiver Erlebensaspekte. Die Bilder spiegeln so die Zunahme des Selbstwertgefühls und der Integrationsfähigkeit. Die Patienten stellen sich in dieser Phase häufig im Zentrum ihres Bildes dar, in einen Sinnzusammenhang eingebunden. Sie erleben ihre Befreiung aus der Erlebniswelt der Depression manchmal, im Sinne einer submanischen Nachschwankung, überschwenglich (siehe Abb. 26, 27).

Abb. 26. Tina, eine 26jährige Patientin, die an einer endogenen Depression litt, malt sich hier als Schmetterling, der der Sonne entgegenfliegt, die traurige Verstimmung weit hinter sich lassend (Hamilton Rating Scale: 4 Punkte).

Abb. 27. Norbert, ein 32jähriger Patient mit submanischer Nachschwankung nach endogener Depression: Er zeichnet seine Stimmungsaufhellung als „Gipfelsturm", deutet jedoch die Instabilität seines Zustandsbildes, die Angst vor einem neuerlichen „Absturz", im Bild bereits an.

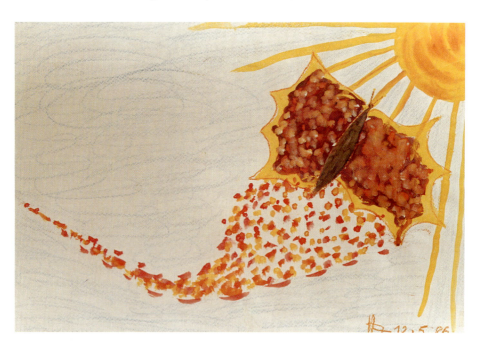

Abb. 26

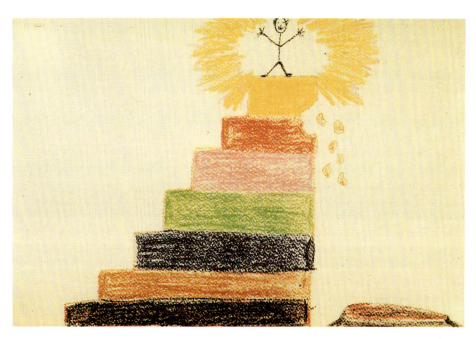

Abb. 27

3.5 Diskussion

Die depressiven Patienten leiden in besonderer Weise unter ihrer narzißtischen Bedürftigkeit, negativen Selbsteinschätzung und Selbstzweifeln. Die labile Homöostase des Selbstwertgefühles und die Sehnsucht und Tendenz, fusionär Objektbeziehungen einzugehen, führen dazu, daß diese Patienten häufig in der Erwartung leben, jenes Objekt, „die totale Mutterbrust" (Melanie Klein, 1937), zu finden, das für immer Zuversicht und Selbstwertgefühl liefern kann. Die starke Abhängigkeit von äußeren Objekten bedingt eine erhöhte Kränkbarkeit.

v. Gebsattel (1964) sieht in der „depressiven Fehlhaltung" einen Ausdruck für defizient gebliebene Reifungsschritte in der Entwicklung interpersonaler Beziehungen. Eine depressive Störung beinhaltet auch immer die Trauer über das versäumte Wagnis des Lebens, die Schwermut des „Sich-selbst-Verfehlens".

Die warme, anteilnehmende Atmosphäre in der Malgruppe und die stützende Zuwendung des Therapeuten kommt den fusionären Bedürfnissen der Depressiven entgegen, vermindert Versagensängste und Selbstzweifel und wirkt somit den strengen Über-Ich-Forderungen, unter denen depressive Patienten in besonderem Maße leiden, entgegen.

Die *Bilder*, die die Patienten in der Malgruppe verfertigen, werden zu einem Symbol für narzißtische Stärkung. Sie repräsentieren die schöpferische Fähigkeit, die Fähigkeit der Interaktion und des Angenommen-Werdens. Die Vorstellung des „Nicht-Könnens" als Ausdruck des depressiven Lebensgefühls wird am eigenen Werk durchbrochen.

Indem sich auch die Gruppenmitglieder teilnehmend mit dem Bild auseinandersetzen, wird das Bild zu einem Medium, über das die Depressiven die Empathie der Gruppe und des Therapeuten erfahren. Assoziationen, die die Patienten zu den Bildern der anderen Gruppenmitgliedern äußern, werden als konstruktiver Beitrag für die Gruppe erfahren. So bieten diese Bilder Identifikationsmöglichkeiten mit den anderen Patienten, sodaß diese sich als gebende und annehmende Gruppenmitglieder, als Teile einer Gemeinschaft erleben, in der sie fähig werden zu kommunizieren. Auf diese Weise gelingen erste Schritte aus der seelischen Isolation.

Die bild- und symbolhafte Ausdrucksmöglichkeit der Gefühle in der Malgruppe führt zunächst zu einer emotionalen Entlastung. Aus diesem kathartischen Prozeß entwickelt sich zunehmend ein konstruktiver Rückkoppelungsprozeß, wobei in der Malgruppe generiertes Material immer wieder Ausgangspunkt für die Bearbeitung wird. So entstehen bei zunehmender Aufhellung der Depression Konfliktbilder, die bezug auf die relevante Lebensproblematik nehmen können. In der Bearbeitung des bildhaft exsternalisierten Konfliktmaterials gelingt es den Patienten, in den Bildern außen-projizierte Anteile als Teile ihres Selbst zu erleben. Sie spiegeln den Grundkonflikt der depressiven Haltung, den Konflikt zwischen Abhängigkeitsbedürfnissen und Autonomieansprüchen, wider (Abb. 24, 25).

Das Problem des Abhängigbleibens und des Abhängigsein-Wollens, als Ausdruck defizient gebliebener Reifungsschritte, wird in der Therapie immer wieder Thema. Ausdruck dieses Problems ist die übersteigerte Tendenz der Schuldvermeidung und der Sehnsucht nach Idealisierung des Therapeuten. Diese spezifische Weise der Weltbegegnung, wie sie auch Tellenbach (1961) an seinem „Typus melancholicus" beschreibt, boykottiert das Risiko der Entwicklung eines eigenen Lebensstils. Es gilt der Versuch einer Überspannung des Leistungsanspruches vorzubeugen und die symbiotische Gebundenheit zugunsten einer erweiterten Eigenständigkeit aufzulockern (Jansarik, 1974).

Das konsequente Bewußtmachen und Hinterfragen dieses Verhaltensmusters und das Durchbrechen der Intimität der Dyade der Einzeltherapie durch die Malgruppe ermöglicht Entwicklungsschritte in Richtung größerer Eigenverantwortung.

Paar- bzw. familientherapeutische Interventionen können diese Entwicklung unterstützen. So strahlt das Therapiekonzept auch in die soziale Bezogenheit der Patienten aus, verstärkt und integriert neu gewonnene Einsichten, Strategien und Verhaltensmuster.

Durch die Entschärfung und Auflösung der pathogenen Vorfeldsituation und Einübung neuer Lebensmuster wird als längerfristiges Therapieziel Rezidivfreiheit zu erreichen versucht.

3.6 Elke, eine Patientin mit depressiver Störung

Da ist nur diese Unruhe in mir,
die von innen gegen meine Schläfen hämmert,
die mich in meinem Zimmer von Wand zu Wand wirft,
Ich taumle ohnmächtig unter ihrer Gewalt,
Ich kann nichts tun,
weil ich die Ursache nicht kenne.
Ich bin zum schlafen zu wach,
und zum Wachsein zu erschöpft,
Wer kann mir helfen?!

Diese Zeilen schrieb Elke, eine 19jährige Patientin, bei ihrer Aufnahme nach einem Suizidversuch. Sie litt bereits seit mehreren Wochen an schweren Ein- und Durchschlafstörungen, Interesse- und Lustlosigkeit, schließlich Sinnentleerung und tiefer Hoffnungslosigkeit.

Die Patientin nahm 1mal wöchentlich an der Malgruppentherapie teil, parallel dazu wurden analytisch orientierte Einzelgespräche geführt. Medikamentös wurde die Patientin mit trizyklischen Antidepressiva behandelt.

Abb. 28. In der Malgruppe drückt Elke auch im Bild ihre tiefe Traurigkeit aus. Sie erlebt ihr Leben als schwarzen Weg zwischen dunklen Bäumen.

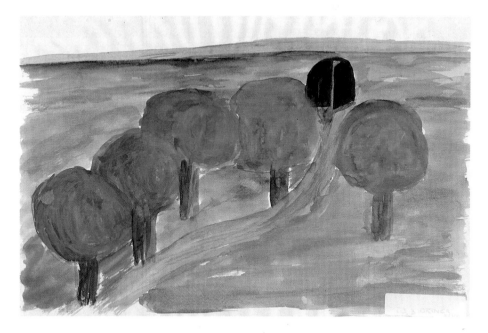

Abb. 28

Abb. 29. Elke zeichnet sich hier angewurzelt und flugbereit zugleich. Sie drückt damit ihre innere Zwiespältigkeit aus. Sie spricht über ihre Sehnsucht, eigene kreative Lebensmuster entwickeln zu wollen, unabhängig von den sie fesselnden Ansprüchen des Elternhauses.

In der Einzeltherapie beginnt sie sich auf positive Zukunftsaspekte, in erster Linie ihren weiteren Berufsweg betreffend, einzulassen. Schließlich tauchen zunehmend Gefühle und Probleme auf, die sich vorwiegend aus bewußtwerdenden Frustrationen und Konflikten aus ihrer psychodynamischen Entwicklung herleiten. Dies kommt in ihrem nächsten Bild zum Ausdruck.

Abb. 30. Elke zeichnet sich hier einsam, jedoch erste Schritte wagend. In dieser Phase kommt es zu vorsichtiger Kontaktaufnahme mit anderen Patienten.

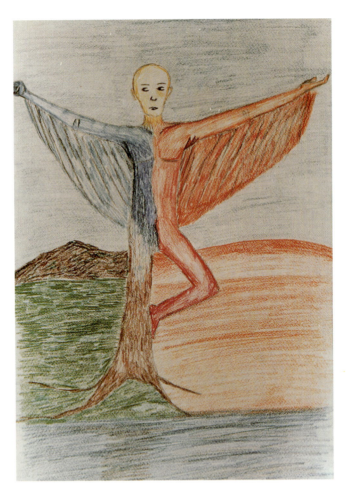

Abb. 29

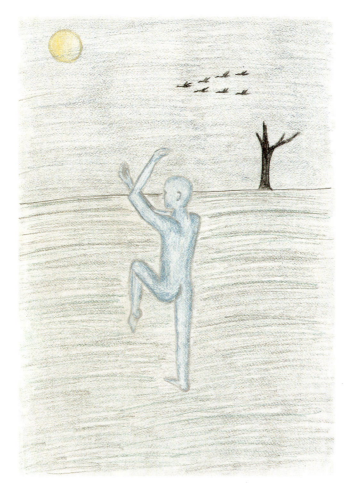

Abb. 30

Abb. 31. Elke zeichnet sich als Ertrinkende, überschwemmt von Gefühlen, die aus ihrer Kindheit stammen. Helfende Hände sind jedoch in der Nähe und werden von der Patientin als den in der Therapie erfahrenen und empfundenen Schutz gedeutet.

Abb. 32. Helfende Hände befreien ein Küken aus einem Käfig der Einsamkeit und Isolation. Dieses Küken hat sich in der rechten Bildecke in eine Schwalbe verwandelt, die fortfliegen kann.

In dieser Phase kommt es zu einer deutlichen Aufhellung der Stimmungslage, zu einer Zunahme ihres Selbstwertgefühls. Nun wird die Patientin auch fähig, wieder Kontakte und Beziehungen außerhalb des Stationsbereichs aufzunehmen.

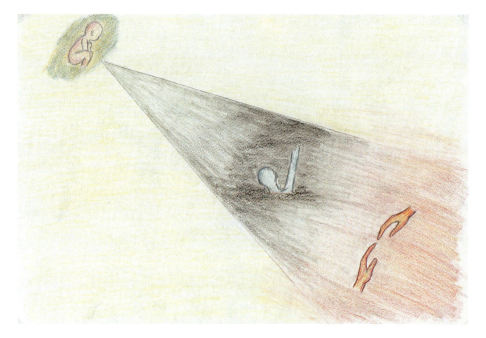

Abb. 31

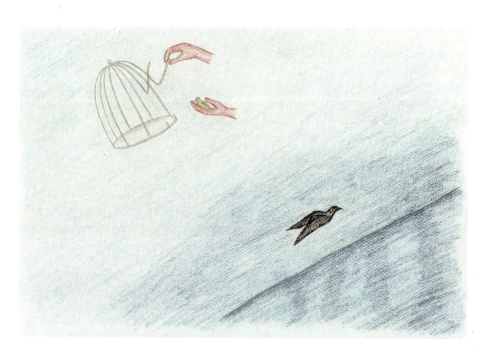

Abb. 32

Abb. 33. Elke zeichnet sich hier in hellen, warmen Farben (gelb-orange) in der Mitte des Bildes mit geöffneten Armen. Sie betitelt ihr Bild: „befreit" und drückt so ihre positive Bereitschaft, sich ihrem Leben wieder zuzuwenden, aus.

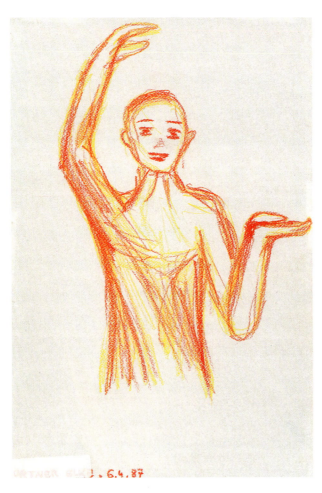

Abb. 33

In einem Abschlußgedicht schreibt sie:

Die Zeit der Ängste ist vorbei
nur manchmal
streifen mich noch ferne Schatten,
und trotz der tiefen Risse,
die meine Träume hatten,
ging nichts entzwei.

Ich lebe noch,
um nichts gescheiter,
verletzbar nur und auch
ein wenig weicher
und doch bin ich
um diese große Freude reicher,
ich lebe weiter.
Ich werde weiter schreiben, schreien,
ich werde nie zu Grunde gehen,
Ich werde immer stärker sein.

4. Neurotische Störungen: Der Therapieprozeß in der integrativen Maltherapie

4.1 Einleitung

Es gibt viele Arbeiten, die über affektive und schizophrene Störungen in Zusammenhang mit bildlicher Gestaltungsarbeit berichten. Die Literatur über Gestaltungscharakteristika neurotischer Störungen ist dagegen spärlich. Die Ursache liegt zum Teil darin, daß an psychiatrischen Abteilungen affektive und schizophrene Störungen in viel größerem Maße als neurotische Störungen behandelt werden. Die Bildnisse entstanden bzw. entstehen dort meist spontan oder im Rahmen von Beschäftigungstherapien. Diese Gestaltungen wurden immer wieder zum Ausgangspunkt unterschiedlicher Reflexionen. So wurde versucht, diese Bilder für die Diagnostik nutzbar zu machen (Mohr, 1906) oder die Bilder psychologisch zu deuten (Prinzhorn, 1923) bzw. ihnen einen eigenständig künstlerischen-ästhetischen Wert zuzuordnen (Dubuffet, 1967). Dabei wurde allerdings der Kontext ihrer Entstehung weitgehend vernachlässigt.

Ausgehend vom angloamerikanischen Sprachraum rückte der therapeutische Aspekt des kreativen Prozesses beim Verfertigen von Bildnissen zunehmend in den Mittelpunkt der Betrachtung (Naumburg, 1966; Wadeson, 1980). Mit dieser zunehmenden Gewichtung des therapeutischen Prozesses im Verlauf der gestaltenden Therapie, wurde die Beobachtung der Besonderheiten bildnerischen Ausdrucks *neurotischer Störungen* bedeutungsvoll.

Während die Patienten mit sogenannten endogenen Psychosen bei entsprechender Ausprägung vor allem am Beginn der Erkrankung ihre innere Erlebniswelt weitgehend unabhängig von Beziehungsaspekten darstellen, und somit der bildnerische Ausdruck gewissen Gesetzmäßigkeiten folgt, entstehen im Gegensatz dazu die Gestaltungen bei neurotischen Störungen in direktem Zusammenhang aus den Erfahrungen und dem Erleben im therapeutischen Kontext. Der Beziehungsaspekt entwickelt in den Gestaltungen schöpferische Kraft, was auf den gesamten Therapieprozeß zurückwirkt.

Eine Beschreibung von Veränderungen auf der Bildebene hat somit immer nur Bedeutung im Zusammenhang mit dem parallel dazu ablaufenden Prozeß der Interaktionen im therapeutischen Milieu.

4.1.1 Phänomenologie neurotischer Störungen und therapeutischer Prozeß

Das vielgestaltige Bild der neurotischen Störungen zeigt Einheitlichkeiten bezüglich des Ablaufes des therapeutischen Prozesses. In den Bildern, die in der Malgruppe entstehen, werden sehr rasch Konflikte, die Entwicklung eines Problembewußtseins sowie Lösungsphantasien, sichtbar. Die Bilder initiieren so die Therapie und dokumentieren den Prozeß.

Über die therapeutische Auseinandersetzung in der Malgruppe erhalten wir in kurzer Zeit komplexe Informationen bezüglich Auslösung und Aufrechterhaltung von neurotischen Verhaltensmustern. Wir erhalten Einblick in die Innenwelt der Patienten, deren Wünsche und Befürchtungen, sodaß eine Hypothesenbildung über die Art der psychischen Störung erfolgen kann. Auf dieser Basis werden sinnvolle Interventionen möglich. Die daraus sich ergebenden neuen Erfahrungen können vorangegangene Erfahrungen und Muster überformen bzw. modulieren. Neue Entwicklungen und Aktivitäten finden wieder Ausdruck in den Bildern der Malgruppe (Steinbauer und Taucher, 1993).

Aus didaktischen Gründen versuchen wir Therapieentwicklung und Entwicklung von Bildcharakteristika zu parallelisieren, um ihre wechselseitige Beeinflußung aufzuzeigen.

4.2 Initialphase – Kontaktaufnahme

Wenn neurotische Patienten stationär aufgenommen werden, befinden sie sich meist in einer schweren Krise, in der ihre Kompensationsmöglichkeiten teilweise oder ganz zusammengebrochen sind. Ausdruck dieser Krise ist oft ein Exazerbieren neurotischer Symptome, die den Lebensraum einengen und erschöpfen, die Entwicklung eines depressiven Zustandsbildes bis hin zu einem Suizidversuch.

In dieser Phase steht die Entwicklung einer tragfähigen therapeutischen Beziehung im Vordergrund. Diese wird in der warmen, regressionszulassenden Atmosphäre der Malgruppe gefördert, in der die Patienten rasch das Gefühl des Angenommenwerdens bzw. die Empathie der Gruppe erleben. Im leistungsfreien Erlebnisraum der Malgruppe können über die nonverbale Ausdrucksweise Abwehrmechanismen unterlaufen werden und das Innenleben des Patienten zutage treten. Der Patient kommt in Kontakt mit seinen abgewehrten Gefühlen und damit rasch Zugang zu seiner Emotionalität.

Die *Bilder*, die in der Malgruppe entstehen, zeigen im *formalen Ausdruck* meist eine bunte und/oder kräftige Farbgebung – die Bildfläche erscheint mit zahlreichen Formelementen ausgefüllt.

Bezüglich der *Inhalte* können die Bilder in der Initialphase folgende Themata zum Ausdruck bringen:

Inkongruenz: Manche Bilder scheinen keinen sichtbaren Zusammenhang mit der psychischen Symptomatik zu haben, können aber sehr wohl zu dieser

hinführen. So werden z.B. freundliche Landschaften gezeichnet, Ferienerin-
nerungen, oder auch phantasiereiche, bunte, oft abstrakte Formen verwendet.
In diesen Bildern versuchen die Patienten zunächst noch eine „heile Welt" –
wenigstens in der Phantasie – aufrecht zu erhalten, sich vor der Auseinandersetzung mit ihren Problemen zu schützen, oder es entstehen „Sehnsuchtsbil-
der", in denen die Patienten narzißtische Stärkung suchen (Abb. 34).

Abb. 34. Sonja, eine 29jährige Patientin nach einem Suizidversuch im
Rahmen eines aktuellen Partnerkonfliktes, malt in bunten Farben ein „Insel-
paradies". Sie drückt ihre Sehnsucht nach Ruhe und Geborgenheit aus – und
versucht so Distanz zu ihrem konflikthaften Erleben zu bekommen.

Depressive Symbolik: Wenn depressive Symptome im Vordergrund stehen, wird
mit käftigen Farben, meist die ganze Bildfläche nützend, eine oft dramatisch
überhöhte, depressive Symbolik ins Bild gebracht (Abb. 35).

Abb. 35. Vera, eine 21jährige Patientin mit depressivem Zustandsbild und
Suizidphantasien bei somatoformer Störung (hysterische Neurose), malt in
bunten Farben ein mächtiges Kreuz in die Mitte des Bildes und und weist
symbolisch in dramatischer Weise („rien ne va plus" schreibt sie in die linke
Bildhälfte) auf ihre Hifsbedürftigkeit hin.

Ohnmachtsgefühle spielen in dieser Phase eine große Rolle und finden entsprechend drastisch ihren Ausdruck (Abb. 36).

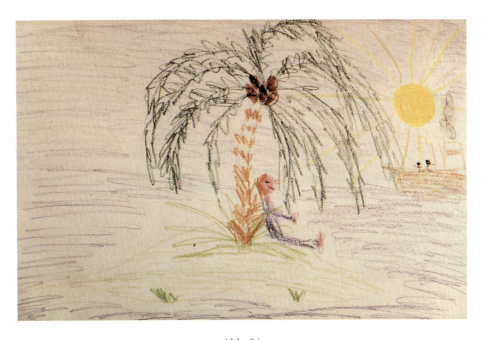

Abb. 34

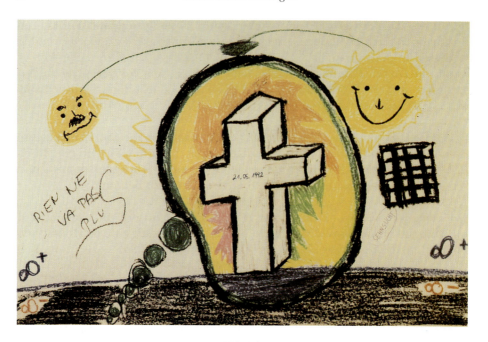

Abb. 35

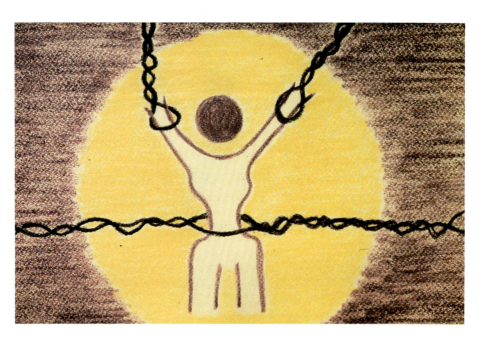

Abb. 36

Abb. 36. Dorit, eine Patientin mit Konversionssyndrom, zeichnet ihre Lebenssituation, in der sie sich von inneren und äußeren Zwängen eingespannt und gefesselt fühlt. Sie drückt damit ihre Ohnmacht den Lebensproblemen gegenüber aus.

Aktuelle Konflikte: Ist die innere Spannung im Rahmen aktueller Konflikte sehr hoch, kann die Problematik schon in den ersten Bildern konkret oder auf metaphorischer Ebene ihren Ausdruck finden (siehe unten).

Die *Interaktion in der Gruppe* ist am Anfang meist auffallend demonstrativ. Die Interpretationen der eigenen bzw. der Bilder der anderen Gruppenmitglieder erscheinen weitschweifig, assoziations- und phantasiereich, gleichzeitig sind sie jedoch auch oft rationalisierend und abwehrend.

In der *Einzeltherapie* werden die Patienten ermutigt, fassadenhaftes Verhalten in Frage zu stellen und sich ihrem Gefühlserleben bewußter zuzuwenden. In der Folge kommt es sehr rasch zur Konfliktaktualisierung.

4.3 Aktionsphase – Konfliktaktualisierung

Im therapeutischen Prozeß entsteht rasch ein emotionaler Aufbruch. Vor- und unbewußte Strebungen bzw. aktuelles Konfliktmaterial finden Ausdruck auf Bildebene und werden somit vergegenständlicht. Die *Konfliktdarstellung* kann *realitätsbezogen* oder auf *metaphorischer Ebene* im Bild erscheinen (Abb. 37).

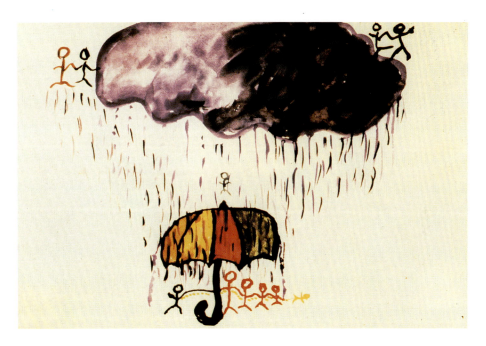

Abb. 37

Abb. 37. Eine Patientin mit depressiver Neurose malt sich mit ihrer Familie unter einem undichten Regenschirm. Auf Gewitterwolken tanzen ihre Eltern bzw. Schwiegereltern und machen „schlechtes Wetter". Ein chronisch schwelender Familienkonflikt findet so deutlich seinen Ausdruck.

Abb. 38. Ein zum Zerreißen gespanntes Seil drückt die Anspannung aus, unter der diese Patientin leidet. An beiden Enden zerren Elternfiguren – sie droht unter diesem Konflikt zu zerreißen, da sie sich gleichzeitig als einzige Verbindung zwischen ihren Eltern fühlt.

Wir haben auch beobachtet, daß *fixierte Angstträume,* die in der Malgruppe vergegenständlicht werden, ihre Aktualität verlieren bzw. nicht mehr auftreten (Abb. 39).

Abb. 39. Erika, eine 19jährige Patientin mit hysterischer Neurose (Konversionssyndrom) und depressiver Verstimmung, malt einen fixierten Angsttraum, in dem sie immer wieder von Schlangen und anderen Ungeheuern bedroht wird. Ausgehend von diesem Bild findet sie in der Einzeltherapie Zugang zu tief verwurzelten Ängsten vor sexuellen Beziehungen.

Die Vergegenständlichung der konflikthaften bzw. angstbesetzten Erlebenswelt führt zur Distanzierung, indem eine neue Konfrontationsmöglichkeit, zunächst auf Bildebene, eröffnet wird. Die Auseinandersetzung mit den in den Bildern auftauchenden Metaphern und deren Konkretisierung fördert

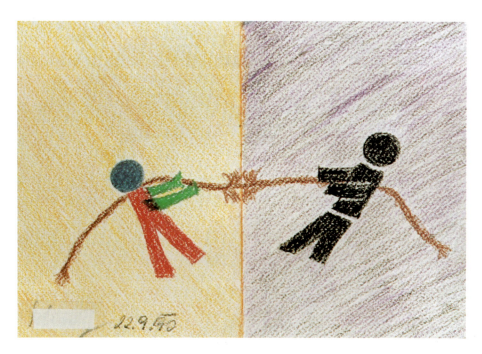

Abb. 38

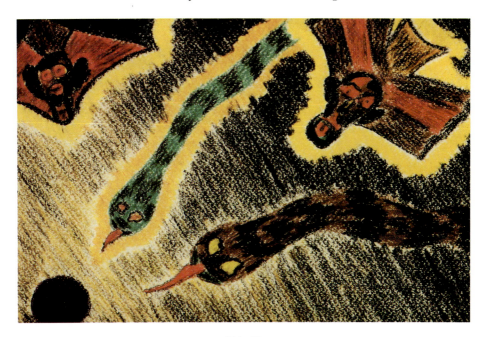

Abb. 39

die *Entwicklung eines Problembewußtseins.* Mit der Dechiffrierung der Bildmetaphern bzw. durch die Verbalisation der Bildinhalte erfolgt ein Brückenschlag zur Realität des Patienten.

Die Konfliktaktualisierung und Konfliktfähigkeit wird auch dadurch gestärkt, daß die Gruppenmitglieder einander spiegeln und stützen. So können Konflikte auch über die Bilder der Mitpatienten aktiviert werden (Abb. 40).

Abb. 40. Renate, eine 38jährige Patientin mit Panikattacken, konkretisierte ihre Ängste in einer Krake, von der sie gefangengehalten wird. In der Nachbesprechung des Bildes identifiziert die Patientin diese Krake mit ihrer Mutter und wird sich der symbiotischen Beziehung bewußt.

Ausgehend von dieser Gruppensituation kann eine Mitpatientin über ihre eigene konflikthafte Mutterbeziehung sprechen. („Ich erlebe das Gebundensein an meine Mutter – genau so, wie du es darstellst.") Auf diese Weise setzen sich die Patienten intensiv mit den eigenen Konflikten aber auch mit denen der anderen, auseinander.

In dieser Auseinandersetzung werden die Patienten manchmal von schweren Angst- und Ohnmachtsgefühlen überflutet, die zu depressiven Einbrüchen und regressiven Verhaltensweisen führen können. Aktivierte aggressive Gefühlsregungen können auch in autoaggressiven bzw. gegenüber Bezugspersonen feindlichen Verhaltensweisen ihren Ausdruck finden. So kann es in dieser Phase zu einer Exazerbation der Symptomatik kommen, indem die Patienten demonstrativ ihre Konflikte auszuagieren versuchen.

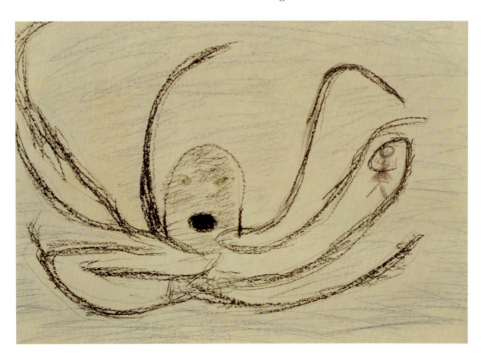

Abb. 40

Eine warme, haltgebende Begleitung, die die Gefühlsäquivalente der Verhaltenmuster immer wieder hinterfrägt, eröffnet den Zugang zu abgewehrtem Erleben.

So eröffnet die Bearbeitung der Bildmetaphern in der Gruppe und Einzeltherapie einen raschen Weg zur Selbstentdeckung und erleichtert das Einsteigen auf die verbale Ebene der Therapie. Die bewußtwerdende Problematik kann dann in Einzel- bzw. familientherapeutischen Sitzungen bearbeitet werden.

4.4 Integrationsphase

Bei Besserung der klinischen Symptomatik beginnen die Patienten *Konfliktlösungsversuche* bzw. *Konfliktlösungsphantasien* auf Bildebene zu entwickeln. In ihren Darstellungen setzen sich die Patienten aktiv mit der Bewältigung ihrer Probleme auseinander. Es können dabei Metaphern, die weniger gefährlich und angstbesetzt sind, bzw. realitätsnahe Darstellungen, verwendet werden (Abb. 41–43).

Abb. 41. In seinem Bild stellt sich Johann, ein 32jähriger Patient mit somatoformer Störung, bedroht von zwei gefährlichen Krokodilen dar. Er wird von einem Rettungshubschrauber geborgen und drückt somit seinen Wunsch nach Befreiung aus einer schwierigen Dreiecksbeziehung aus.

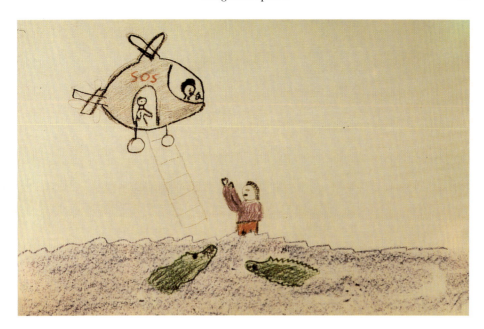

Abb. 41

Abb. 42. Mara, eine 29jährige Patientin mit neurotischer Depression, versucht sich in diesem Bild von einer klebrigen Masse, die ihrer Bewegungsfreiheit eingeschränkt und einengende familiäre Beziehungsmuster symbolisiert, zu befreien.

Abb. 43. Gerlinde, eine 49jährige Patientin, versucht in diesem Bild eine harmonische Beziehung in ihre Familie herzustellen. Die Familienmitglieder halten sich an den Händen als Ausdruck ihrer inneren Verbundenheit.

In der Bearbeitung des Bildmaterials wird eine Konkretisierung und Aufschlüsselung der Lösungsmetaphern angestrebt und die Zielvorstellungen geklärt. Schließlich werden die Entwicklungsschritte zu diesen Zielvorstellungen vorbereitet und eingeübt.

Ressourcenorientierte Phantasien werden aktiviert und verstärkt, was wiederum auch Niederschlag in den Bildern findet (Abb. 44, 45).

Abb. 44. Gerhild, eine 49jährige Patientin mit neurotischer Depression, zeichnet sich in einem See von Problemen versinkend, erkennt in ihrem Bild, daß sie Freunde und Angehörige hat, die ihr helfend die Hände entgegenstrecken.

Abb. 45. Eine 29jährige Patientin mit hysterischer Neurose (dissoziativer Störung) stellt in diesem Bild eine Waage dar, in deren linken Waagschale negative Erfahrungen, berufliche Schwierigkeiten, Verletzungen in ihrer Partnerbeziehung und Trauer symbolisiert werden. In der rechten Waagschale

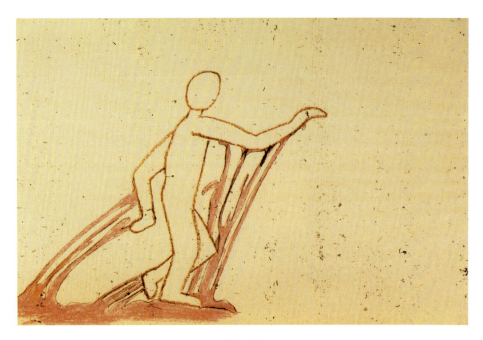

Abb. 42

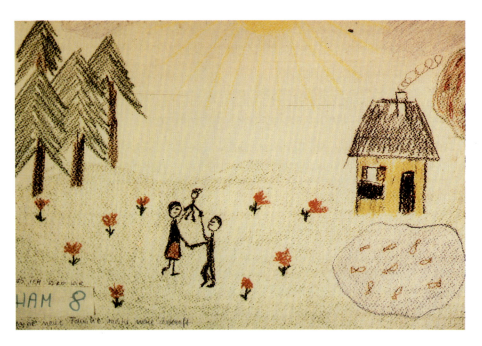

Abb. 43

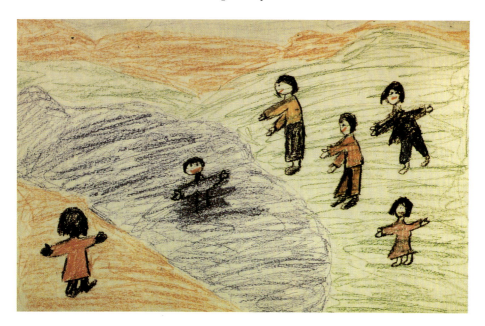

Abb. 44

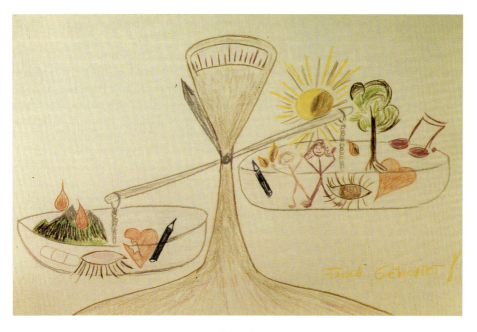

Abb. 45

symbolisiert sie ihre musischen Fähigkeiten, befriedigende Freundschafts-
und Liebesbeziehungen, Fröhlichkeit und Liebe zur Natur. In der Auseinandersetzung mit dem Bild wird sie sich bewußt, daß ihre Ressourcen die negativen Lebenserfahrungen überwiegen, daß ihre „Waage" falsch gewichtet ist.

In der *Gruppensituation* erscheinen die Patienten in dieser Phase der Therapieentwicklung offen für sich und wenden sich aktiv, einfühlend den anderen
Gruppenmitgliedern zu. Sie nehmen dabei gerne die Rolle eines „Co-Thera-
peuten" ein, wobei sie sich phantasiereich vor allem an der Metaphernarbeit
beteiligen. Die alten Verhaltensweisen (zB. das „Nicht-nein-sagen-Können"),
werden in dieser Phase von den Patienten selbst immer wieder erkannt,
angesprochen und neue Strategien eingeübt. In dieser Phase spielen psychosoziale Interventionen sowie familientherapeutische Gespräche eine wichtige
Rolle. Der Focus der Auseinandersetzung wird somit vom Problem auf die
Lösung gerichtet.

Einzeltherapie und Malgruppe greifen auf diese Weise organisch ineinan-
der. Die in Phase 2 und 3 beschriebenen Entwicklungen können mehrmals
durchlaufen werden, wobei es zunehmend zu einer Konkretisierung von
konflikthaftem Material kommen kann. So werden die bildnerischen Produk-
tionen der Patienten und deren Interpretationen dazu zum Ausgangspunkt
und zur Quelle der therapeutischen Arbeit.

In der *Schlußphase* der stationären Therapie wird erlebte Erfahrung und,
nach ihrer Reflexion, neues Verhalten eingeübt. Das Gefühl der inneren
Befreiung und der Mut, dem Leben auf neue Weise zu begegnen, wird auch in
den Bildern – oft enthusiastisch – ausgedrückt (Abb. 46).

Gelingt das Herstellen einer therapeutischen tragfähigen Beziehung nicht
bzw. kommt es zur *Stagnation in der Therapie* – sei es, daß Konflikte zu bedrohlich erlebt werden, daß es Schwierigkeiten in der Interaktion zwischen Einzel-
therapeut und Patienten gibt –, drückt sich dies in der Malgruppe ebenfalls
über die Bilder aus: Symbole bleiben gleich bzw. Motive werden von Malgruppe zu Malgruppe wiederholt oder zeigen nur geringe Veränderungen, sowohl
den Bildaufbau, die Motivwahl und Farbgestaltung betreffend. Die diese Bilder begleitende Stimmung wird von der Gruppe bzw. dem Therapeuten als
inkongruent erlebt.

Widerstand kann sich auch in der Unfähigkeit, die regressive Atmosphäre
der Gruppe anzunehmen und sich in der hypnoiden Phase zu entspannen,
äußern. In der Besprechungsphase manifestiert sich der Widerstand am häufigsten in einer weitschweifigen, intellektualisiernden Abwehr.

Die Bilder spiegeln den Therapieprozeß wider und stellen eine wichtige
Rückkoppelung für die therapeutischen Interventionen dar. Sie helfen den
Patienten, sich von traumatisierenden Erlebnissen zu distanzieren, schaffen
eine neue Konfrontationsebene und werden zum Symbol für narzißtische
Stärkung.

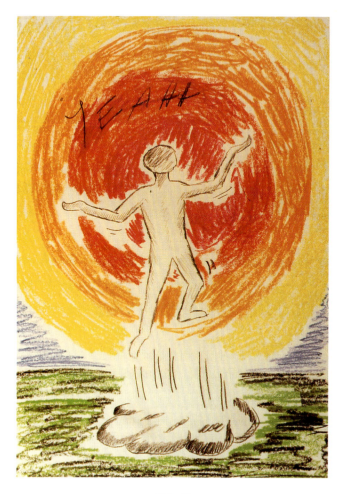

Abb. 46

Abb. 46. Sonja, eine 30jährige Patientin mit neurotischer Depression, macht in ihrem Bild, das sie in bunten Farben malt, einen Luftsprung, der Freude und Lebensenergie symbolisiert. Mit geöffneten Armen wendet sie sich dem Leben wieder zu.

4.5 Elisabeth, eine Patientin mit Angststörung

Elisabeth, eine 28jährige Patientin, kommt wegen panikartiger Angstzustände zur stationären Aufnahme. Diese Angstattaken treten aus „heiterem Himmel" oft mehrmals täglich auf – die Patientin hat dabei das Gefühl, den Boden unter den Füßen zu verlieren und hat Angst, zu Boden zu fallen. Schließlich konnte sie das Haus nicht mehr ohne Begleitung verlassen. Elisabeth war überzeugt davon, an einem Hirntumor zu leiden. Familiäre bzw. berufliche Probleme werden negiert.

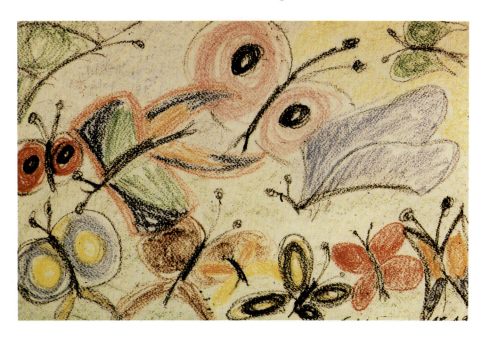

Abb. 47. Elisabeth zeichnet zunächst bunte Schmetterlinge, aneinander gedrängt, über das ganze Bild verteilt. Das Bild scheint keinen sichtbaren Zusammenhang mit der psychischen Symptomatik zu haben. Sie versucht zunächst noch, eine „heile Welt" – wenigstens in der Phantasie – aufrecht zu erhalten, sich vor der Auseinandersetzung mit ihren Problemen zu schützen. In der Besprechung des Bildes drückt sie ihre Sehnsucht aus, sich frei und unbeschwert von ihrer Angstsymptomatik bewegen zu können. Indem sie sich mit den Schmetterlingen identifiziert, wird sie sich ihrer Verletzlichkeit bewußt.

Abb. 48. In diesem Bild kommt es auf metaphorischer Ebene zu einer Konfliktaktualisierung: Elisabeth malt eine zarte Palme, die von zwei mächtigen Felsblöcken gestützt wird. Bei der Besprechung des Bildes identifiziert sie sich mit der Palme, während die beiden stabilen Felsblöcke ihren Partner bzw. ihre Eltern darstellen. Der Patientin wird in der Auseinandersetzung mit diesem Bild bewußt, daß die Liebe und Fürsorge die ihr von diesen Personen zuteil werden, sie gleichzeitig einengen und in immer größer werdende Abhängigkeit brachte. Eingezwängt zwischen den beiden Felsblöcken erkennt die Patientin auch ihre Pufferfunktion, die sie in der konflikthaften Beziehung zwischen Eltern und Partner innehat.

Abb. 49. In diesem Bild versucht Elisabeth eine Konfliktlösung auf Bildebene. Sie wirft einen großen schwarzen Stein, der ihre Schuldgefühle und Insuffizienzgefühle repräsentiert, in einen tiefen See. In dieser Phase beginnt sich die Patientin im Rahmen einer parallel geführten Familientherapie aus ihrem symbiotischen Beziehungsgeflecht zu lösen.

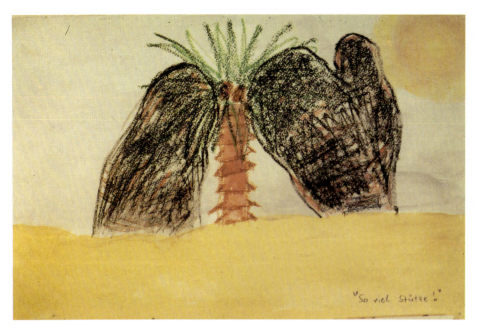

Abb. 48

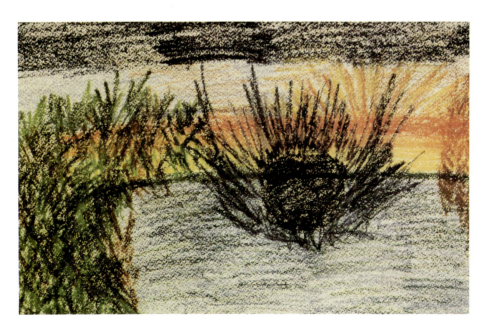

Abb. 49

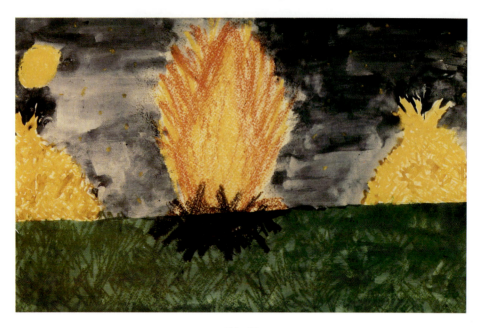

Abb. 50

Abb. 50. In ihrem Abschlußbild – einem „Lösungsbild" – stellt sich Elisabeth als ein loderndes Feuer dar, mit dem sie Kraft, Energie und Eigenständigkeit ausdrücken will. Die übermächtigen Felsbrocken aus dem zweiten Bild hat sie in Heuschober „verwandelt" und schafft sich so „freien Raum". Die Konversionssymptomatik hat sich zurückgebildet.

4.6 Petra, eine Patientin mit Anorexia nervosa

Petra, eine 25jährige Lehrerin, kommt auf Anweisung des Amtsarztes wegen eines schweren Abmagerungszustandes – sie hat bei einer Größe von 158 cm ein Gewicht von 26 kg – zur Aufnahme. Seit dem 12. Lebensjahr leidet Petra unter einer Störung des Eßverhaltens. Sie kontrollierte und reduzierte die Nahrungsaufnahme, wobei sie intermittierend auch willkürlich erbrach. In den letzten Monaten vor der Aufnahme nahm sie zusehends an Gewicht ab, litt unter Schlafstörungen, innerer Unruhe und Schuldgefühlen. In diesem Zusammenhang schildert Petra auch familiäre Konfliktsituationen und berufliche Überlastung.

Petra stammt aus einer Familie, in der Harmonie um jeden Preis gefordert wird. Jedes Familienmitglied ist für Glück und Unglück des anderen verantwortlich – jeder kontrolliert jeden und alles läuft unter dem Motto: „Es geschieht ja alles aus Liebe und zu deinem Besten". Das Symptom der Anorexie stellt für Petra die einzige Möglichkeit dar, sich der Kontrolle zu entziehen und eine gewisse Form der Autonomie zu erleben, ohne dabei die Geborgenheit und Sicherheit, die ihre Familie gleichzeitig vermittelt, aufzugeben. Petra ist nicht kranheitseinsichtig und nimmt zunächst nur widerwillig an der Therapie teil.

Abb. 51. In einem Selbstbild zeichnet sich Petra als kräftige, farbenprächtige Blume – sie drückt darin ihren Stolz darauf aus, anders als andere Menschen zu sein – jenseits von „irdischen Bedürfnissen". In diesem Bild drückt sich auch das narzißtische Hochgefühl, das mit der Beherrschung der Triebimpulse verbunden ist, aus. In der Gruppenarbeit wird dieses Selbstbild in Frage gestellt und in der Folge beginnt sich die Patientin mit ihrer Störung auseinanderzusetzen.

Abb. 52. Petra versucht ihr Verhalten, das sie bisher vor sich und anderen verleugnet hat, bewußt „anzuschauen". Sie zeichnet eine Trennlinie, die ihr Gesicht in zwei Hälften teilt, und trennt dabei ihren Mund – ihre Oralität und damit auch die Fähigkeit, Lust zu empfinden – vom „Verstandesbereich" ab. Der Zwiespalt zwischen Triebimpulsen und verbietender Kontrolle wird im Sinne einer Konfliktaktualisierung auf Bildebene sichtbar.

In der Einzeltherapie spricht Petra erstmals von der Qual und der Demütigung, die sie bei ihrem zwanghaften Eßverhalten empfindet. Gleichzeitig setzt sie sich mit ihrer psychodynamischen Entwicklung auseinander. Sie

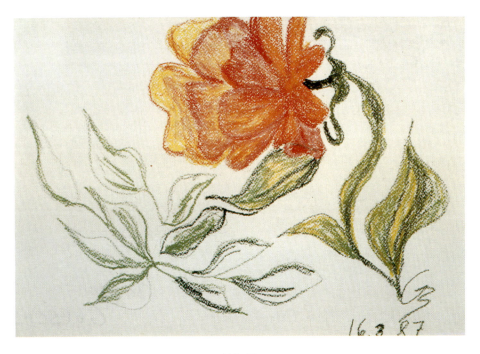

Abb. 51

wurde von ihren leiblichen Eltern wegen schwierigster sozialer Bedingungen zur Adoption an ihre derzeitigen Eltern freigegeben. Petra war das einzige Kind ihrer Adoptiveltern, die sie liebte und denen sie sich in Dankbarkeit verpflichtet fühlte. Die mit Eintritt in die Pubertät sich entwickelnden Autonomiebestrebungen werden von Petra als schuldhaft erlebt, und sie entwickelte starke Ängste, die Liebe und die Geborgenheit bei den Adoptiveltern zu verlieren.

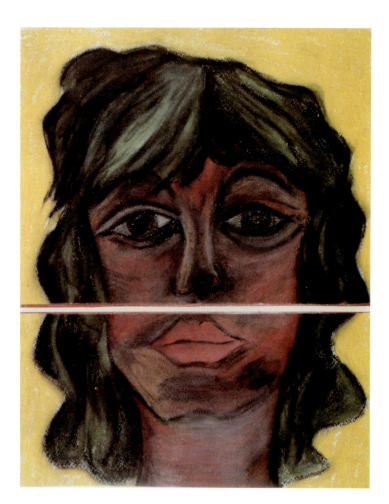

Abb. 52

Abb. 53. Petra malt sich in der Mitte des Bildes kniend – sie hat gerade mit kräftigen Händen einen großen Stein in mehrere kleinere Felsbrocken zertrümmert. Vor ihr eröffnet sich dadurch ein langer, beschwerlicher Weg in die Freiheit. Den Felsbrocken, den Petra in der Therapie zu handhabbaren Teilen zerschlagen hat, identifiziert Petra mit ihre Autonomieentwicklung hemmenden Ansprüchen und Sehnsüchten nach Geborgenheit.

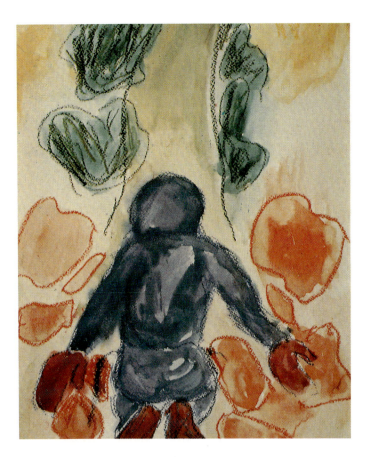

Abb. 53

Abb. 54. Petra stellt sich in diesem Bild als große Raupe dar, die einen für sie zu klein gewordenen Apfel verläßt. Zwei Schmetterlinge drücken ihre Sehnsucht nach Wandlung und Freiheit aus. Petra betitelt dieses Bild, das Ausdruck ihrer Bereitschaft für innere Wandlung ist: „Die Metamorphose beginnt."

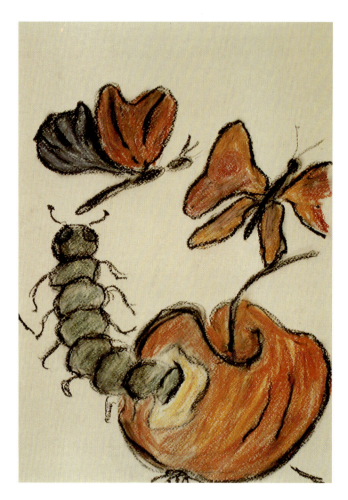

Abb. 54

Abb. 55. Die Metamorphose ist im Bild abgeschlossen. Aus der Raupe hat sich Petra in eine verführerische Frau verwandelt. In dieser Phase beginnt die Patientin erstmals ihre Weiblichkeit anzunehmen. In familientherapeutischen Sitzungen werden gemeinsam mit den Adoptiveltern die Autonomiebestrebungen von Petra unterstüzt.

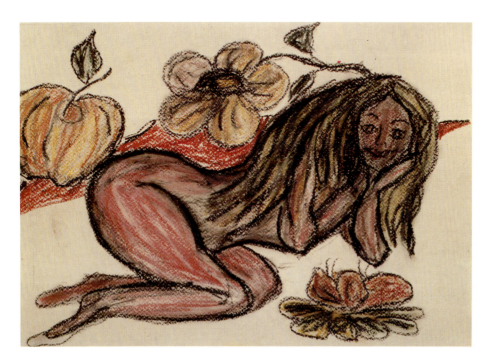

Abb. 55

Abb. 56. In einem Aktbild – dem Abschlußbild von Petra – wird die Aufmerksamkeit auf einen großen, mundähnlichen Nabel gerichtet. Petra teilt uns auf diese Weise mit: „Ich habe mich abgenabelt."

Während des Aufenthaltes hat sie 10 kg Gewicht zugenommen und konnte wieder ihren Beruf ausüben.

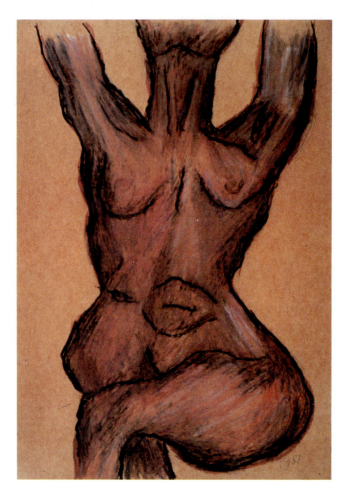

Abb. 56

5. Sexueller Mißbrauch und Vergewaltigung: Der Therapieprozeß in der integrativen Maltherapie

5.1 Einleitung

Eine Vergewaltigung ist stets ein schwerwiegendes, traumatisches Ereignis, das einen tiefen Einbruch in die Lebenskontinuität der betroffenen Frau bedeutet und zu erheblichen psychosozialen Folgeerscheinungen führt (Halleck, 1962; Sutherland und Scherl, 1970). Besonders schwer wiegt Vergewaltigung bzw. Mißbrauch im Kindesalter, da sich dies auf alle Reifungsschritte auswirken kann (Yates, 1991; Green, 1991). Bei einer Vergewaltigung kommt es fast ausnahmslos zu einer schweren psychischen Krise, und oft stehen selbst professionelle Helfer wie Psychiater, Psychologen und Psychotherapeuten diesem Ereignis hilflos gegenüber.

Nach einer Untersuchung von Feldmann (1992) wurde von allen befragten Frauen als Reaktionen während der Tat massive Bedrohungsangst, von 90% der Frauen Todesangst sowie das Gefühl des hoffnungslosen Ausgeliefertseins empfunden. Manche berichten von einer emotionalen sowie körperlichen Anästhesie, in der sie weder Gefühle noch körperliche Empfindungen wahrnehmen, sodaß sie ihren Körper vom Ich getrennt erleben.

Die Langzeitfolgen mit den Symptomen Angst, phobische Reaktionen, Schlafstörungen, Flash-backs, Regression, Ärger und Depression werden von vielen Autoren als konsistent mit der Diagnose einer posttraumatischen Belastungsstörung nach DSM-III-R gewertet (Goodwin, 1985; Kiser et al., 1988). Herausragende Bedeutung hat die anhaltende Angstsymptomatik, die auch persistiert, wenn der anfängliche Schock zu verschwinden beginnt. Häufig entwickelt sich eine Depressivität in Form von Resignation, Mutlosigkeit und Bedrücktsein – auch funktionelle oder psychosomatische Körperstörungen können Folgen des Traumas sein. Eine Vergewaltigung hat auch traumatische Auswirkungen auf das sexuelle Partnerverhalten, indem Sexualstörungen im Sinne einer ängstlichen oder aversiven Sexualabwehr auftreten können. Die kognitiven Veränderungen als Folge der Erfahrung brutaler Aggressivität, des Beherrschtwerdens und der Demütigung durch den Täter kann zu einem grundlegenden Wandel des Welt- und Selbstbildes führen (Notman und Nadelson, 1976; Nadelson et al., 1982; Burgess und Holmstrom, 1977). Das Bild der Welt, in der man bis zur Tat arglos leben konnte, hat sich gewandelt und erscheint im ganzen bösartig und bedrohlich, während das Selbstbild dieser Frauen von Verwundbarkeit und Schwäche bestimmt wird. So kommt für die meisten Frauen eine Vergewaltigung einem existentiellen, lebensverändernden Lebenseinschnitt gleich, mit dessen Folgen zahlreiche psychische und psychosomatische Probleme verbunden sind.

In der Gesellschaft besteht für diese Verbrechen eine hohe Dunkelziffer – Scham- und Schuldgefühle und die oft bestehenden sozialen Bindungen der Opfer bilden eine hohe Hemmschwelle und verhindern so das Öffentlichmachen dieser Traumata (DiVasto et al., 1984). Für viele Betroffene ist es, jenseits aller rechtlichen Konsequenzen, oft unmöglich, ihr Trauma zu bewältigen. Sie leiden unter den Langzeitfolgen der unbewältigten Ereignisse und kommen so mit psychiatrischen Institutionen in Kontakt, wobei Anlaß für die stationäre Aufnahme meist schwere Depressionen, dissoziative Symptome oder Autoaggressionen, die häufig in Suizidversuchen gipfeln, sind. – Das eigentliche Trauma kommt oft nicht zur Sprache. Über non-verbale psychotherapeutische Methoden ist es diesen Patienten oft eher möglich, Zugang zu ihren traumatisierenden Erlebnissen zu bekommem und sich diesen zu stellen.

Das Setting der Integrativen Maltherapie bietet uns eine Möglichkeit, aus der großen Zahl von Fällen von Vergewaltigungs- bzw. Mißbrauchopfern exemplarisch Symptomatik und therapeutisches Vorgehen im Umgang mit diesen Traumata sichtbar zu machen.

5.2 Phase der Darstellung und Katharsis

Der Aufbau einer therapeutischen Beziehung gelingt relativ rasch, da sich die Patienten im geschützten, empathischen Erlebnisraum der Malgruppe rasch angenommen fühlen. In diesem Freiraum gelingt es ihnen, die sie bewegenden Gefühle von Ohnmacht und Angst über den spielerischen Charakter des Malens auszudrücken. Das unmittelbare Ausdrücken dieser Gefühle führt zu einer Katharsis, Distanzierung und Entlastung. So versuchen die Patienten in den ersten Bildern zunächst ihre depressive Verstimmung und Angst, aber auch Ohnmacht und Hilflosigkeit auszudrücken und sich diesen Gefühlen zu stellen (siehe Abb. 57, 58).

Abb. 57. Erika, eine 25jährige Patientin, kommt nach einem Suizidversuch mit einem agitiert-depressiven Zustandsbild zur stationären Behandlung. Seit Jahren leidet sie unter panikartigen Ängsten vor Dunkelheit, sowie unter Ohnmachtsgefühlen, die sie überfluten. Diese Ohnmachtsgefühle drückt sie in einem Bild aus, in dem sie sich von der „Angst" wie von einer riesigen Faust umklammert und zerquetscht fühlt.

Abb. 58. Nina, eine 29jährige Patientin mit Borderlinestörung, zeichnet ihre depressive Einengung als schwarzen Tunnel, an dessen Ende als einziger Ausweg der Suizid, symbolisiert durch rote Blutstropfen, steht.

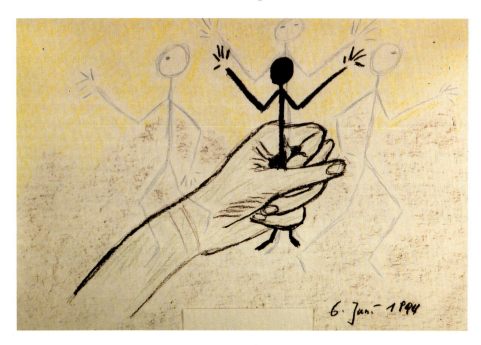

Abb. 57

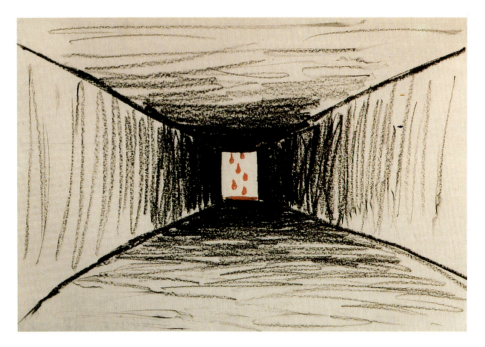

Abb. 58

5.3 Phase der Annäherung und Auseinandersetzung

In der Folge kommen die Patientinnen über die Bilder, die sie in der Malgruppe verfertigen, den inneren Antrieben und Gefühlen immer mehr auf die Spur. Viele Patientinnen leiden unter schweren Angstzuständen und funktionellen Anfällen. Diese Symptomatik weist auf Verdrängung und Abspaltung traumatisierender Erlebnisse hin, die nicht verarbeitet werden konnten, und kann den Versuch repräsentieren, sich gegen die traumatischen Erinnerungen zu schützen.

Die Annäherung an das Trauma erfolgt häufig über Träume, aber auch Kindheitserinnerungen werden in den Bildern zugänglich. In den Bildsymbolen gelingt es den Patienten rasch, abgespaltene Gefühlsbereiche zu externalisieren und einer Bearbeitung zugänglich zu machen (siehe Abb. 59–62).

Abb. 59. Dieses Bild von Karla, einer Patientin mit depressiver Neurose, zeigt einen fixierten Angsttraum: Im Bett liegend wird sie von einem häßlichen Tier bedroht, vor dem es sie ekelt, dem sie sich ausgeliefert fühlt. Ausgehend von dieser Darstellung kann die Patientin erstmals von einer inzestuösen Beziehung zu ihrem Vater sprechen.

Abb. 60. In diesem Bild zeichnet Erika einen Traum, der sie seit Jahren quälte: Man sieht den Kopf der Patientin von hinten in der Mitte des Bildes. Erika befindet sich in einem Gang, an dessen Ende eine geöffnete Tür darge-

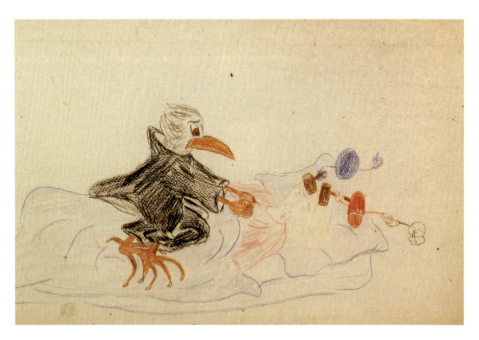

Abb. 59

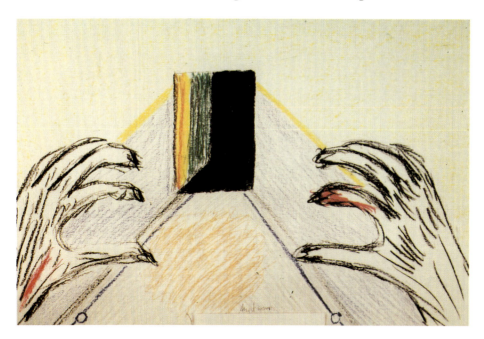

Abb. 60

stellt ist, die sie nicht erreichen kann. Zwei riesige, blutige Hände verfolgen sie. Aktiviert durch dieses Bild erinnert die Patientin ein Kindheitstrauma, von dem sie bisher niemandem etwas mitgeteilt hatte: Erika erinnert sich, daß sie in ihrer Kindergartenzeit immer schon $1/2$ Stunde bis 1 Stunde vor Öffnung des Kindergartens von ihrer Mutter dorthin gebracht worden sei. Sie wartete dann in einem Flur auf den Beginn der Kindergartenstunde. Ein ihr unbekannter Mann – sie erinnerte sich nur mehr an seine Hände – hatte sie dort mit den Händen vergewaltigt, sodaß sie blutete.

Abb. 61. Silvia malt sich als Kind mit ihrer Freundin im Garten vor ihrem Elternhaus spielend. Ihr Spiel wird von einer schwarz gezeichneten Figur unterbrochen, die sie zu sich ruft. Mit dieser Erinnerungsszene sind Angst- und Schamgefühle verbunden. In der Einzeltherapie kann die Patientin über Mißbrauchserlebnisse durch ihren Onkel sprechen, der mit der schwarzen Figur im Bild identifiziert wird.

Abb. 62. Eine Patientin, die unter einer depressiven Verstimmung leidet, in deren Krankheitsverlauf es bereits 2mal zu einem Suizidversuch gekommen ist, versucht, ihren schweren Angstzuständen eine Gestalt zu verleihen. Die Angst wird im Bild zu einer riesigen, schwarzen Figur, während sie sich selbst als verletztes Kind darstellt, das dieser dunklen Kraft hilflos ausgeliefert ist. In der Nachbesprechung kann die Patientin von Mißbrauchserlebnissen durch ihren gewalttätigen älteren Bruder berichten.

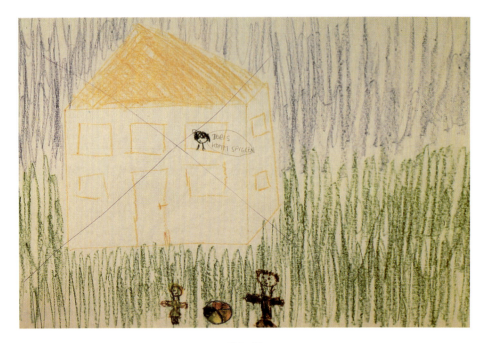

Abb. 61

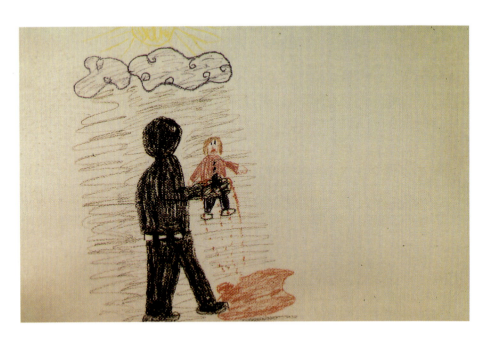

Abb. 62

Auf Bildebene gelingt es den Patientinnen leichter, Distanz zu den mit starken Ängsten besetzten Erlebnissen herzustellen, diese Distanz zu halten und mit ihr kreativ umzugehen. Die spezifischen Abwehrmechanismen, nämlich die dissoziativen Fähigkeiten dieser Patientinnen, können einen wertvollen Ansatzpunkt in der Therapie darstellen – wenn man diese als Fähigkeiten der Patientinnen anerkennt, mit denen sie versucht haben, ihr Trauma zu bewältigen. Sie können für die Therapie bewußt genützt werden, um in Kontakt mit den abgespaltenen Teilen zu treten und eine Reintegration zu ermöglichen.

Indem die Patientinnen angehalten werden, sich einmal als Beobachter, dann als Opfer dem Trauma dissoziativ zu nähern – je nach der Höhe der Angstspannung in diese Rollen zu schlüpfen –, gelingt eine emotionale Annäherung an das Geschehen. Während der beobachtende Anteil sich in das Leid des Opfers einfühlt, kann der verletzte Anteil auf die Stützung durch eben diesen beobachtenden bzw. „erwachsenen" Anteil zählen. Die Patientinnen werden angeleitet, sich diesem verängstigten Kind, das sie damals waren, in ihrer Phantasie zu nähern und nun als Erwachsene dieses Kind zu schützen und zu stützen. Sie entwickeln dabei die Vorstellung, dieser Situation nicht ganz allein gegenüberzustehen, sondern eine Hilfe an ihrer Seite zu wissen. Dies führt zu einer deutlichen Abnahme der Angstgefühle.

Dieser Prozeß erhält seine Unterstützung durch die empathische Anteilnahme des Therapeuten bzw. der Gruppe. So gelingt es im therapeutischen Prozeß, verdrängtes und abgespaltenes Erleben zu integrieren.

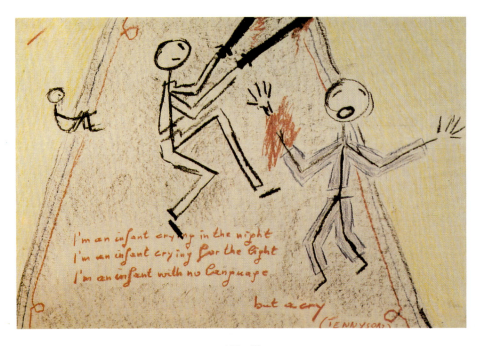

Abb. 63

Abb. 63. Erika malt sich als Erwachsene, wie sie den Kinderschänder attakkiert. Ihre Hände haben sich in Schwerter verwandelt, mit denen sie den ursprünglichen „Angreifer" bereits eine schwere Verletzung am rechten Unterarm zugefügt hat. Hinter ihr sitzt das weinende Kind Erika, dem sie folgende Worte in den Mund legt:

I'm an infant crying in the night
I'm an infant crying for the light
I'm an infant with no language
                but a cry

5.4 Phase der Reintegration

In der zunehmenden Annäherung an die Erlebnisinhalte von Malgruppensitzung zu Malgruppensitzung und ihrer Aufarbeitung in der Malgruppe und Einzeltherapie wird eine Integration der traumatischen Ereignisse, eine Neuorientierung und damit Lösung der Krise möglich. Der Prozeß der Reintegration wird über die Empathie der Gruppe und des Therapeuten sowie durch die Selbstbestätigung, die die Patientinnen aus dieser Aufarbeitung beziehen, vorangetrieben.

In „Lösungsbildern" kann die Reintegration des traumatisch Erlebten seinen Ausdruck finden (siehe Abb. 64, 65).

Abb. 64. In diesem Bild hat Erika Zugang zu der „Höhle ihrer verschütteten Erinnerungen" gefunden. Eine blutige Hand läßt das weinende Kind los und dieses wird von Erika mit geöffneten Armen empfangen. Die innere Annahme der ihr bewußt werdenden Angst- und Ohnmachtsgefühle findet in diesem Bild ihren Ausdruck. Die Selbstbeschädigungsimpulse und Depersonalisationserscheinungen, unter denen die Patientin sehr gelitten hatte, nahmen zusehends ab.

Abb. 65. Erika malt sich in der Mitte des Bildes – an ihrer Hand das „verlorene Kind" führend. Sie trägt eine Fackel in der Hand, mit der sie die Dunkelheit durchbricht. Die brennende Kerze steht für die Hoffnug der Patientin, einen neuen Weg für ihre Zukunft zu finden. Dieses Hand-in-Hand-Gehen symbolisiert die Reintegration des abgespaltenen Kindheitstraumas. In dieser Phase wird sich Erika ihrer Eigenverantwortung stärker bewußt und beginnt Strategien zur praktischen Lebensbewältigung zu entwickeln.

Eine undifferenzierte globale Wahrnehmung des Traumas, die für die Aufrechterhaltung der Langzeitfolgen ursächlich ist, wird in der Bearbeitung auf Bildebene durchbrochen. In diesem Prozeß erleben sich die Patientinnen als aktiv in der Schaffung und Vergegenständlichung und lernen sich durch Symbole einen Weg öffnen, der zur Selbstverwirklichung und Autonomie führt.

Während des Therapieprozesses kann eine kompensatorische Haltung der Verleugnung aufgegeben werden. Schließlich gilt es die Schritte, die die

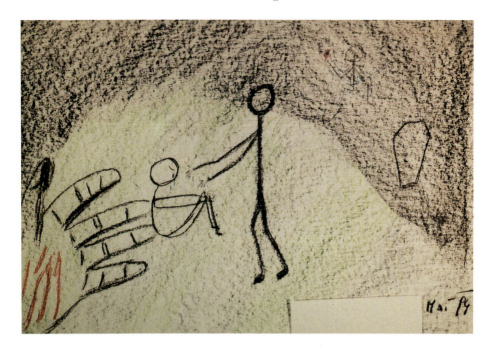

Abb. 64

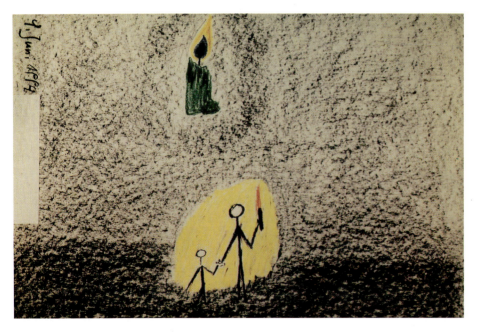

Abb. 65

Patientinnen aus dieser Neuorientierung heraus in ihre soziale Umgebung unternehmen, zu unterstützen. Oft ist es notwendig, das soziale Umfeld in Form von Familien- und Paartherapie miteinzubeziehen, um so auch in diesem Bereich emotionale Anteilnahme und Unterstützung herzustellen und die bisher geleistete therapeutische Arbeit auf fruchtbaren Boden fallen zu lassen.

5.5 Diskussion

Die Art des Umgangs mit dem traumatischen Erlebnis der Vergewaltigung ist von besonderer Bedeutung für die Spätsymptomatik. Als prognostisch günstig erweisen sich: eine aktive Auseinandersetzung mit dem Tatgeschehen, ein inneres Sich-Behaupten und Aufrechterhalten einer positiven Lebensmoral, sowie ein bewußtes Angstmanagement, bei dem man ängstliches Vermeidensverhalten aufgibt und sich den Lebensanforderungen wieder stellt (Lazarus und Launier, 1978). Im therapeutischen Rahmen der Integrativen Maltherapie, wird versucht, jenes „psychische Biotop" herzustellen, in dem Entwicklungsbedingungen für die Aufarbeitung des Traumas gegeben sind.

Der nonverbale *kreative Therapieansatz der Malgruppe* eröffnet einen raschen Zugang zu den, den Krankheitssymptomen zugrundeliegenden, traumatisierenden Ereignissen (Taucher und Steinbauer, 1994). Der Aufbau einer tragfähigen therapeutischen Beziehung, als erster Schritt in der Therapie, gelingt rasch über die Geborgenheit vermittelnde Malgruppe. In diesem Erlebnisraum können bisherige Abwehrmechanismen gelockert werden und bewußte und unbewußte Erlebnisinhalte sich entfalten und bearbeitet werden. Dies führt zu einer Katharsis und damit zu einer Distanzierung und emotionalen Entlastung. Die traumatisierenden Erlebnisse werden in den Bildsymbolen ins Bewußtsein gehoben und bilden so ein gegenständliches Gegenüber, das für die Patienten handhabbarer und kommunikabel wird.

Die Bildebene erleichtert es, Distanz zu den mit starken Ängsten besetzten Erlebnissen herzustellen, diese Distanz zu halten und mit ihr kreativ umzugehen. Indem die Patientinnen angehalten werden, sich dem Trauma dissoziativ zu nähern, gelingt eine emotionale Annäherung an das Geschehen. Es entwickelt sich ein Kreislauf, in dem ausgehend von aktuellen Gefühlen, Gefühle aus der Vergangenheit ausgelöst, in den Bildern ihren Niederschlag finden.

Die aktivierten Gefühle können im Hier und Jetzt in der Einzeltherapie und in der Malgruppe verarbeitet werden und führen wiederum über Konnotationen zu neuen Bildern. So stellt jedes Bild die Basis für Neuentwicklung dar und nimmt in einem weiteren Schritt Bezug auf das vorhergehende. In diesem Prozeß werden die mit dem traumatisierenden Ereignis verbundenen internalisierten Schuld- und Schamgefühle zunehmend externalisiert und relativiert. Dabei werden die dissoziativen Fähigkeiten dieser Patienten bewußt genützt, um in Kontakt mit den abgespaltenen Teilen zu treten und eine Reintegration zu ermöglichen.

In diesem Prozeß werden die Patientinnen frei für positive und konstruktive Problemlösungen, für neue, tragfähige und zugleich produktiv wirkende Beziehungen, für neue Lebens- und Reifungsschritte. Das traumatische Geschehen und das eigene Unterlegensein bleibt dann nicht mehr repräsentativ für die Welt und das eigene Selbst, sondern das böse, unkontrollierbare Sinnlose, das in dem Ereignis der Vergewaltigung zum Ausdruck gekommen ist, wird durch seine situative Begrenzung erkannt und relativiert.

6. Psychotische Störungen: Der Therapieprozeß in der Integrativen Maltherapie

6.1 Einleitung

Viele Autoren – auch der jüngeren Zeit – sind der Meinung, daß es sich beim Zustandekommen schizophrener Erkrankungen um ein multifaktorielles Geschehen handelt, und daß sowohl genetische Faktoren wie auch psychische Faktoren in der Verarbeitung von Beziehungs- und Umweltschwierigkeiten in der Kindheit, bei der prämorbiden Entwicklung und bei der Auslösung bzw. dem Auftreten der manifesten Störung eine Rolle spielen (Scharfetter, 1986).

In der Therapie schizophrener Patienten ist ein ganzheitlicher Ansatz von wesentlicher Bedeutung, um eine Reintegration der Person in ihre soziale Bezogenheit zu ermöglichen. Mit welchen Schwerpunkten einer multifaktoriellen Genese auch immer gerechnet werden muß, bleibt die psychologische Verarbeitung des Dysfunktions- und Defizienzerlebens ein wichtiges Aufgabengebiet der Psychotherapie (Ratzka, 1994).

Eines der häufigsten Symptome bei schizophrenen Störungen sind verbale Kommunikationsstörungen, die mit Denkstörungen, Angst und Kontaktscheue verbunden sind. Es gilt, Wege des Zugangs zum Patienten zu finden, die nicht von vornherein auf Festlegung des verbalen Ausdrucks beruhen. Über nonverbale Medien kann es den Betroffenen ermöglicht werden, sich in Richtung Selbstfindung und Anhebung des Selbstwertgefühles zu entwickeln. Dazu dient methodisch das Anregen und Motivieren zu Gestaltungen, wobei es um das Umsetzen und Ausdrücken von Stimmungen, Befindlichkeiten, Vorstellungen und Assoziationen geht. Dies kann in der Musiktherapie, Bewegungstherapie und in der bildnerischen Therapie erfolgen. Das Werk in der bildnerischen Therapie kann zur Grundlage für verbale Erörterungen in der Einzeltherapie oder Gruppe werden, auch Anstoß für weiteres Gestalten und Überwindung von Ausdruckshemmungen sein. In einem solchen Prozeß ist der Patient aktiver Mitgestalter seiner Entwicklung.

Im bio-psycho-sozialen Therapiekonzept der Integrativen Maltherapie ist es wesentlich, ein der jeweiligen psychischen Struktur des Patienten entsprechendes therapeutisches Milieu zu schaffen, das den Patienten nicht überfordert oder dominiert, sodaß er neuerlich fremdbestimmt wird, sondern im Gegenteil ein Milieu, das ihm Halt gibt und hilft, seine Intentionen zu artikulieren und zu tragen. Dies inkludiert auch die Erkenntnis, daß eine vollständige Reintegration zwar ein Ziel sein kann, daß dieses jedoch nicht bei jedem Patienten zu erreichen sein wird. Die Förderung des seelischen Wachstums und der lebensbejahenden Bezüge ist dagegen bei allen Krankheitsverläufen Ziel der Behandlung.

6.2 Schizophrene Störung im Prozeß der Integrativen Maltherapie

Die akut auftretenden Störungen betreffen in der Regel den Kranken in seiner körperlichen und psychischen Befindlichkeit, in seinen Fähigkeiten des äußeren Verhaltens, der Kommunikation, der geistigen Leistungsfähigkeit, in seinen Realitätseinschätzungen und Lebensplanungen.

Kontaktscheue, Zurückgezogenheit, Passivität und geringe affektive Ansprechbarkeit sind Teil einer „schizophrenen Grundabwehr" und können als Sicherungsverhalten gegen Überforderung, Reizüberflutung oder Angst vor Desintegration verstanden werden. Diese „Grundabwehr" erfolgt einerseits durch den Autismus und ist der Versuch, sich abzuschließen und eine private, symbolische Eigenwelt zu schaffen, während aus der Projizierung der negativen Selbstanteile auf die Umwelt Mächte der Verfolgung, der Beeinflussung, der Passivierung und der Entfremdung entstehen.

Die hochgradige Verunsicherung der Erkrankten resultiert aus einem Mangel an inneren Strukturen. Dies drückt sich auch in der Schwierigkeit, in Symbolen zu denken, zu fühlen bzw. Metaphern zu bilden und zu abstrahieren, aus (Mundt und Lang, 1987). So ist ein wesentliches Symptom der psychotischen Erlebenswelt auch der Mangel an Symbolisationsfähigkeiten bzw. der Fähigkeit zur Abstraktion (siehe Abb. 66).

Abb. 66. Nina, eine 36jährige Patientin mit schizoaffektiver Psychose, malt Augen in einem Augapfel, der wie ein Boot auf dem Meer schwimmt. Die „Sehfahrt" betitelt die Patientin dieses Bild.

Das Symbol wird, wie schon E. Bleuler (1911) in seiner Schizophreniemonographie konstatiert hat, bei den Kranken gerne zur Wirklichkeit. An die Stelle des „Sagens" des Symbols tritt die konkretistische Haltung (Goldstein, 1944; Blankenburg, 1984), d.h., die metaphorische Bedeutung wird nicht erkannt. Der Kranke kann das Bild nicht vom Sinn unterscheiden (siehe Abb. 67).

Abb. 67. Erna, eine schizophrene Patientin, die unter Leibhalluzinationen litt, drückt ihr konkretistisches Erleben in diesem Bild aus von dem sie sagt: „Mein Herz wird von giftigen Schlangen bedroht."

Ebenso hängen Identitätsverlust und Wahrnehmungsveränderung mit der Verzerrung der Symbole zusammen. Die sich aus der Verwechslung der Symbole mit den symbolisierten Dingen ergebenende Fusion des Ichs mit der Welt, schafft das interpsychische Universum und spaltet so den autistischen

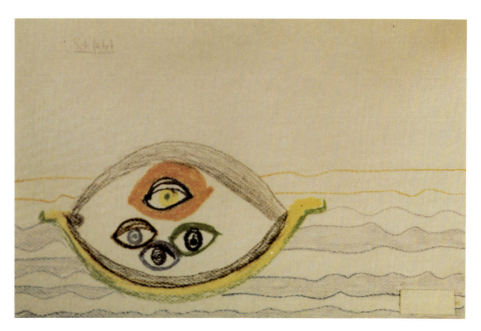

Abb. 66

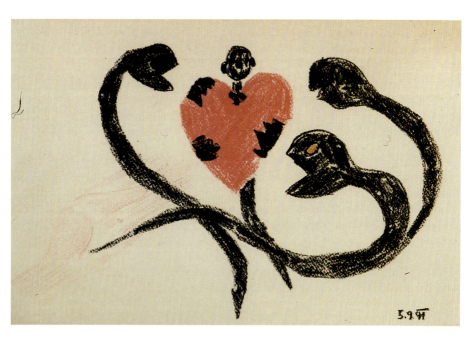

Abb. 67

Menschen von uns ab. Die Symblisationsstörung bedingt somit auch eine Kommunikationsstörung und vice versa.

Ein Therapieziel kann daher auch sein, die Symbolisationsfähigkeit des Patienten zu verbessern. Über das Symbol kann sich der Patient ausdrücken und die Projektionen der Therapeuten und der Gruppe zur eigenen Strukturbildung verwenden, indem er neue Introjekte schafft. Im therapeutischen Feld der Malgruppe kann der Patient seine ihm unzugänglichen, abgespaltenen Komplexe (Bleuler) im Symbol der Zeichnung projizieren und Projektionen aus der Gruppe zu diesem Symbol wiederum für eine neue Strukturbildung introjizieren. Ein Therapeut, der sich in diese Welt des Patienten begibt, seine Symbole versteht und sie positiv bzw. verständnisvoll umwandelt, bewirkt so eine Positivierung der Erlebenswelt des Patienten (Benedetti, 1992).

6.3 Therapeutische Aspekte und Interventionen im Umgang mit psychotischen Patienten in der der Malgruppe

Die therapeutischen Interventionen in der Malgruppe zielen darauf ab, unter Vermeidung abstrakter Begriffe, anschaulich, dem regressiven Niveau des Patienten entsprechend, das Momentane zu benennen, zu beschreiben und dabei das Positive zu erkennen und benennen.

In der Besprechungsphase werden die Bilder nicht im engeren Sinne gedeutet, sondern durch unsere Präsenz, durch unsere affektive Bezugnahme auf sie, angesprochen. Dabei wird das Bild des Patienten zunächst auf Bildebene besprochen und erst in einem zweiten Schritt die metaphorische Ebene miteinbezogen, sodaß für den Patienten die Symbolbildung nachvollziehbar und erlebbar wird.

Da die Zeichnungen bzw. die Symbole psychotischer Patienten oft nur schwer oder gar nicht zugänglich erscheinen (siehe Abb. 68, 69), wird die Phantasie der Gruppenmitglieder stark angeregt. Therapeut und Gruppe artikulieren mit dem Patienten seine Symbole und versuchen gemeinsam, einen Sinn in ihnen zu finden.

Abb. 68. Ulrike, eine 29jährige Patientin mit schizophrener Psychose, sagt zu diesem Bild: „Das Herz dieses Pferdes wird die Welt erlösen, wenn die Fesselung durch die Schlange aufhört – das Pferd hört dann auf, böse Gedanken zu haben." Im Anschluß an dieses Bild versucht die Gruppe, über die Schwierigkeiten einer Liebesbeziehung bzw. über Schuldgefühle in diesem Zusammenhang zu sprechen.

Abb. 69. Gerda, eine 35jährige Patientin mit einer chronischen, paranoiden Psychose, malt einen bunten Wurm zu Füßen eines schwarzen Kreuzes und sagt dazu: „Der Leuchtwurm bringt Hilfe vom Jenseits." In der Besprechung des Bildes wird von der Gruppe der Leuchtwurm als Symbol der Hoffnung und des Lebens in der Finsternis des Todes interpretiert.

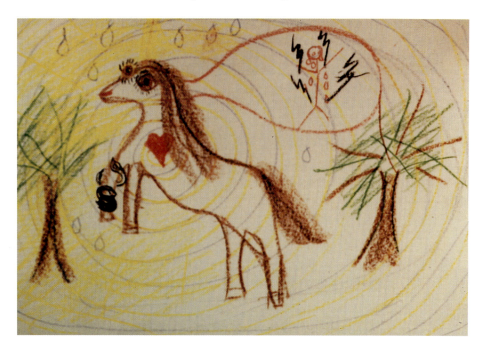

Abb. 68

Die *Sinnsuche und Sinnfindung* in der Gruppenarbeit regt den Patienten wiederum an, Sinnzusammenhänge in einer für ihn chaotischen Welt zu suchen und sie damit zu strukturieren. Die Assoziationenen und Projektionen der anderen Gruppenmitglieder bringen die Symbole in einen konkreten Zusammenhang, und mit zunehmender Symbolisationsfähigkeit kann der Patient Brücken zur Realität knüpfen. So kann das Bild psychotische Spaltungen überbrücken und die Zeichnungen werden zu echten Symbolen für den Patienten – zu einer Brücke zum Verstehen, zu einer gemeinsam erfaßten Realität.

Mit zunehmender Symbolisationsfähigkeit wird es dem Patienten möglich, die chaotisch erlebte Welt zu ordnen und den schützenden Käfig des Autismus zu verlassen (siehe Abb. 70).

Abb. 70. Franziska malt sich nach Abklingen einer akuten schizophrenen Episode, wie sie aus der Tiefe eines „dunklen Brunnens der Psychose" wieder in die Realität, wieder ans Tageslicht gehoben wird. Die roten Seile bzw. die Person an ihrer Seite stehen für die Unterstützung, die sie an der Klinik erfährt.

Die Interventionen des Therapeuten bei der Besprechung der Bilder zielen auch darauf ab, daß der Patient zwischen eigenem Fühlen und Erleben und dem Fühlen und Erleben der anderen Gruppenmitglieder zu unterscheiden lernt. In jedem Bild, das in der Gruppe besprochen wird, wird der Patient mit

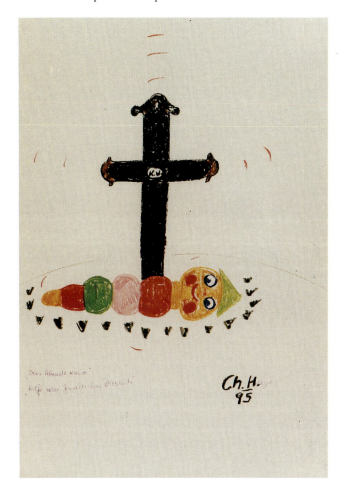

Abb. 69

der Unterschiedlichkeit der Erlebensweisen konfrontiert. In diesem Sinn wird
also auf die *Diskriminationsfähigkeit* des Patienten geachtet und diese bewußt
gestärkt. So tritt er aus dem Prozeß der Primärprozesse, in denen die Ich-
Grenzen unscharf sind, heraus und lernt, zwischen Selbst und Umwelt zu
unterscheiden. Diese Entwicklungsprozesse vollziehen sich in der warmen
und empathischen Atmosphäre der Gruppe, unter der affektiven Teilnahme
der Gruppe und des Therapeuten, unter dem Schutz des Symbols.

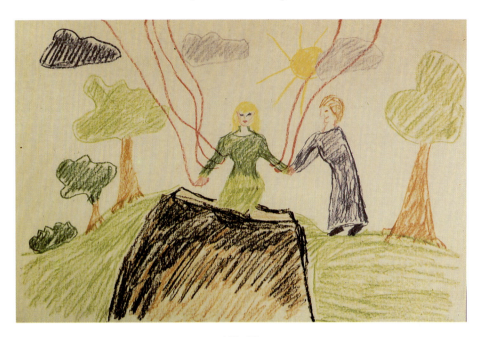

Abb. 70

6.4 Desintregrationsphase (floride Phase)

In der akuten psychotischen Phase erscheint der Patient in seiner Innenwelt
verloren – in ihr gefangen und seinen oft bedrohlichen Erlebnisweisen ausgeliefert. „Außen" und „Innen" erscheinen verschmolzen, Differenzierung zwischen innerer und äußerer Realität sind erschwert. Der Patient hat im Extrem-
fall keine Sprache, kein Instrumentarium, das dieses Chaos ordnen kann.

In der floriden Phase der Erkrankung nehmen die Patienten nicht kontinuierlich am therapeutischen Prozeß der Malgruppe teil.

Die Bilder unterscheiden sich in der präpsychotischen (pseudoneuroti-
schen) Phase oft kaum von Bildern neurotischer Patienten. Während jedoch
Neurotiker einen guten Zugang zu ihren Gestaltungen finden, stehen Patienten mit psychotischen Störungen ihren Bildern ratlos gegenüber und bieten
eventuell bizarre, für die anderen Gruppenmitglieder nicht einfühlbare, unlogische Erklärungen an. Es gelingt ihnen nicht, einen Sinnzusammenhang in
ihrem Bild zu schaffen bzw. zu transportieren.

In der floriden Phase zeigen die Bilder charakteristische Merkmale: Bilder *schizophrener Patienten* mit vorwiegend *produktiver Symptomatik (Plus-Symptomatik)* erscheinen meist bunt und chaotisch, zeigen eine zerissene Darstellungsstruktur – kein Horizont und keine Perspektive sind sichtbar. Die Erklärungen dazu sind vielfältig und zerfahren – Assoziationsketten werden
rasch ausgelöst und haben meist keinen logischen Bezug zu den Bildern
(siehe Abb. 71).

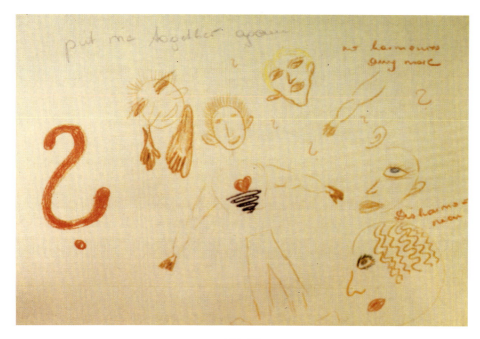

Abb. 71

Abb. 71. Martina, eine 34jährige Patientin mit schizophrener Psychose mit zahlreichen koanästhetischen Körpergefühlsstörungen, stellt ihren Körper in zahlreiche Einzelteile zerfallen dar.

Auch halluzinante Erlebnisse treten uns in den Bildern entgegen (siehe Abb. 72, 73).

Abb. 72. Karina malt eine Hand, die durch die Wand nach ihr greift.

Abb. 73. Elke: Gedankendrängen und Gefühlswirrwar kommt in den bunten, ineinanderfließenden Farben zum Ausdruck. Große schwarze Augen, die die Patientin immer wieder halluziniert, beobachten und bedrohen sie.

Bilder *schizophrener* Patienten mit *Minus-Symptomatik* zeigen, ähnlich wie die Bilder von Depressiven, mäßige Farbintensität, ausgeprägte Leere der Bildfläche und wenig Formelemente. Häufig wird nur ein kleines Symbol gezeichnet, das jedoch eine bunte, kräftige Farbpalette zeigen kann (Abb. 75) – ebenso sieht man monotone Wiederholungen einfacher Formelemente (Abb.74). Auch hier wird kein Horizont und keine Perspektive gezeichnet.

Die Erklärungen dazu sind sparsam in der Wortwahl und ohne Bezug zur Realität. Oft äußern sich die Patienten auch gar nicht zu ihrem Bild, erscheinen verstört und ratlos und sind nicht in der Lage einen Bezug zwischen ihrem Bild und ihrer derzeitigen Realität herzustellen. Auf die Bilder der anderen

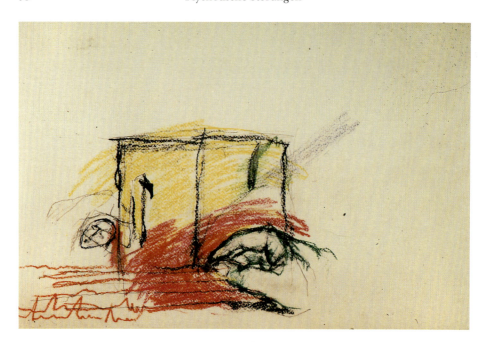

Abb. 72

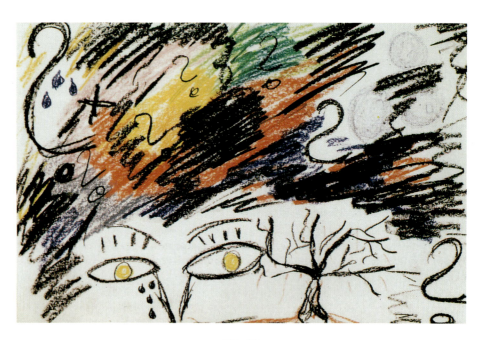

Abb. 73

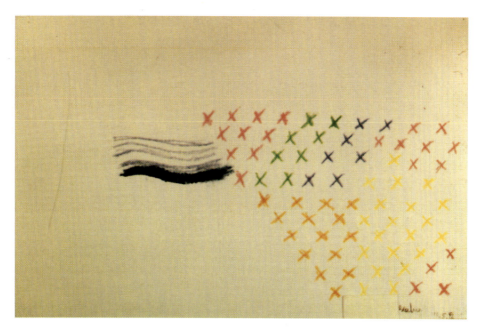

Abb. 74

Gruppenmitglieder können sie nicht einfühlend einzugehen – sie bieten bizarre Interpretationen an, beziehen immer wieder Bildinhalte anderer Patienten direkt auf sich und können metaphorischen Deutungen nicht folgen.

Abb. 74. Anita, eine 29jährige Patientin mit Schizophrenia simplex, malt gleichförmig sich wiederholende Kreuze und Linien. Sie steht ihrem Bild völlig ratlos gegenüber und gibt keine Erklärungen dazu.

Abb. 75. Siglinde, eine 21jährige Patientin mit schizophrener Episode mit Minussymptomatik, malt in bunten Farben einen Halbkreis, der von einem Dreieck durchschnitten wird – sie spricht von einer „inneren Kraft", die sie durchbohrt.

Es ist wichtig, in der ersten Phase der Therapie einen tragfähigen, emotionalen Kontakt zum Patienten herzustellen, der in der Regel direkt und konkret sein soll. Nur aus einer verläßlichen Beziehungsmatrix heraus entwickeln sich die bisher nur rudimentär ausgebildeten grundlegenden Ich-Funktionen. Konstanz und Kontinuität der Beziehung zum Therapeuten sind daher unabdingbare Voraussetzungen für die Therapie.

Da der akut psychotische Patient sich in einer weitgehend kindlichen Bedürfnisstruktur befindet, muß der Therapeut als reale Bezugsperson mit dem Patienten in Kontakt treten und darf sich nicht auf die Position eines Übertragungsobjektes zurückziehen. Gertrud Schwing (1940) meinte, daß Schizophrene eine gute, fürsorgliche Mutter brauchen. In der Therapie mit

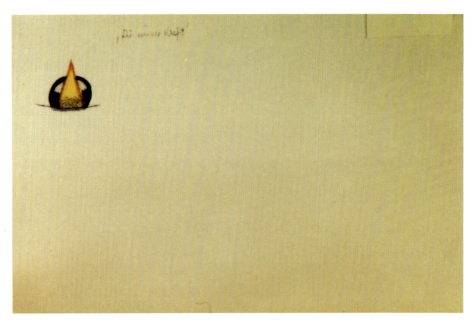

Abb. 75

Schizophrenen geht der Therapeut daher nicht nur in symbolischer Form, sondern als reale Bezugsperson eine symbiotische Therapeut-Patienten-Beziehung ein, die die Bedürfnisse des Patienten zunächst in einer direkten, realen Form befriedigt.

Eine solche ausreichende, gute und tragfähige Beziehung auf der Erlebnisebene eines Kindes scheint die Voraussetzung dafür zu sein, daß der Schizophrene seine abgespaltenen, destruktiven Bereiche und sein blockiertes Autonomiestreben aktualisiert und in die therapeutische Beziehung einbringen kann. Entscheidend dabei scheint die Tatsache zu sein, daß der Therapeut den Patienten nicht nur einfühlsam begleitet, sondern vielfach auch in der Lage ist, dessen Gefühlsgewirr adäquat zu benennen. Durch die Benennung und die damit verbundene ordnende Funktion stärkt er die integrativen Kräfte. Dies führt wahrscheinlich dazu, daß wenigstens ansatzweise neue Strukturen, das heißt tragfähigere und ausreichend abgegrenzte Selbst- und Objektrepräsentanzen entstehen.

6.5 Reintegrationsphase

Nach Abklingen des akuten Stadiums werden parallel zur Maltherapie weiterführende rehabilitative Maßnahmen wie zB. Einzel- und Gruppentherapie, aber auch primär nonverbale Annäherung wie Musik- und Bewegungstherapie, Ergotherapie und Sozialarbeit eingeleitet bzw. angeboten. In diesem Stadium soll die Vielfalt der Angebote den individuellen sehr unterschiedli-

chen Bedürfnissen und Empfänglichkeiten, sowie entwicklungsfähigen Poten-
zen entsprechen. Die kontinuierliche Einbeziehung der Patienten in eine
Gruppentherapie in dieser Phase ist wichtig, da nach der Intimitätserfahrung
in der dualen Situation der Einzeltherapie sich für den Kranken in der Gruppe
neue Horizonte für soziale Erfahrungen öffnen.

In dieser Phase nehmen die Patienten regelmäßig an der Malgruppe teil.
Die Bilder, die in dieser Phase entstehen, beginnen geordnete Strukturen
aufzuweisen und zeigen oft wieder einen Realitätsbezug, und die Patienten
entwickeln wieder einen Bezug zu ihren Gestaltungen. Häufig sehen wir in
den Bildern den Versuch, die Rückkehr in die „Normalität" bzw. die Rettung
aus der psychotischen Erlebenswelt darzustellen (siehe Abb. 76, 77).

Abb. 76. Dorit, eine 39jährige Patientin mit schizoaffektiver Psychose, malt
ihre „Rückkehr" in die Normalität: Sie kehrt in einem Ballon von ihrem
„Höhenflug", der mit einem Verlust der Realität verbunden war, zu ihrer
Familie zurück, die sie auf dem „Boden der Realität" erwartet.

Abb. 77. Nadja, eine 29jährige Patientin, stellt ihre psychotische Störung als
Höhenflug dar, in dem sie vorübergehend den Kontakt mit der Realität
verloren hatte: „Ich war wie Ikarus, der der Sonne zu nahe gekommen ist. Ich
bin abgestürzt. Von einem mir zu Hilfe kommenden Boot wurde ich gerettet."
Die Patientin symbolisiert in der Sonne und im Meer ihr Erleben in der
Psychose. Das rettende Boot ist das therapeutische Team, das sie wieder in die
Realität zurückholt.

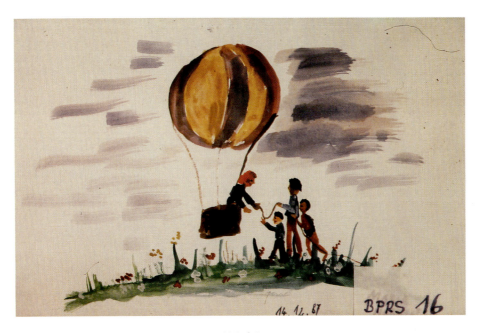

Abb. 76

Das *Wiedererwachen der Gefühlswelt* bzw. das Einreißen der Mauer, die den Patienten in der Pychose von der Umwelt trennt, findet in den folgenden Bildern seinen lebendigen Ausdruck (siehe Abb. 78, 79).

Abb. 78. Anna: Aus einem schwarzen, leblosen Ast bricht „Lebensenergie" in bunten Farben hervor.

Abb. 79. Roswitha: Die Mauer der Psychose wird durch eine rot-violett gemalte Kraft zum Einstürzen gebracht.

Leidet der Patient unter einer *postremissiven Depression,* so kommt dies auch in den Bildern entsprechend zum Ausdruck. Die Bilder zeigen dann wenig und/oder dunkle Farben, wenig Formelemente und depressive Inhalte (siehe Abb. 80).

Abb. 80. Emma, eine 27jährige Patientin nach Abklingen einer floriden Phase einer schizophrenen Psychose, stellt in diesem Baumstumpf die Unterbrechung ihrer Lebenskontinuität bzw. die als gewaltsam erlebte Störung ihrer Selbstentfaltung dar. Einsamkeit und Leere beherrschen das Bild.

Manchmal tritt auch *Konfliktmaterial* auf Bildebene zutage, das dann in der Einzel- bzw. Familientherapie bearbeitet werden kann (siehe Abb. 81).

Abb. 81. Laura, eine 29jährige Patientin mit schizophrener Psychose, setzt sich in diesem Bild mit der Trennung von ihrem Partner auseinander. In der oberen Bildhälfte stellt sie ihre Wunschphantasie dar: Die Sonne strahlt über einem großen Herz, das die Patientin mit ihrem Partner in Liebe verbinden soll. Die untere Bildhäfte zeigt dagegen die aktuelle Situation: Die Patientin steht „im Eck" – schwarze Pfeile symbolisieren Agression und Verletzung, über die sie weint.

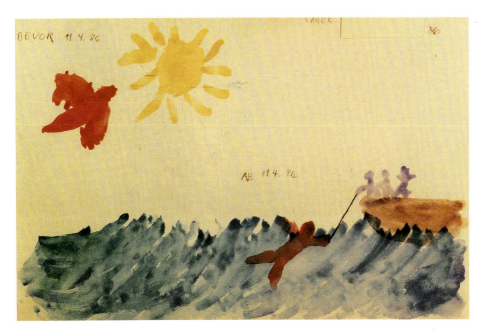

Abb. 77

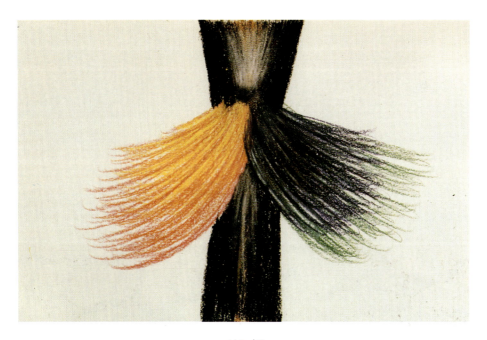

Abb. 78

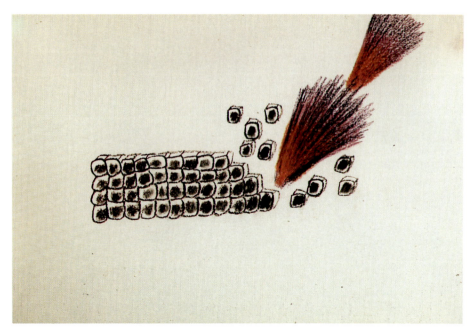

Abb. 79

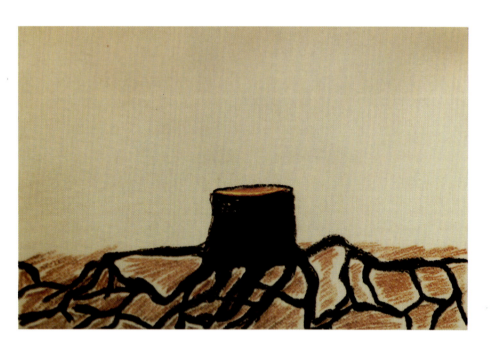

Abb. 80

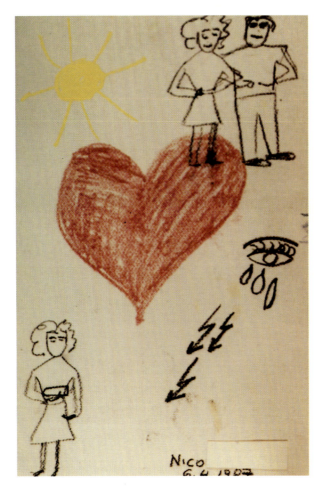

Abb. 81

6.6 Stabilisierungsphase

Im Laufe des Therapieprozesses, mit der Rückbildung der psychotischen Symptomatik, ändern sich auch die Bildgestaltungen. Es treten zusammenhängende Bildstrukturen auf, und der chaotische Bildaufbau ordnet sich. Horizont und Perspektive können im Bild auftauchen und die Patienten werden fähig, die Bildinhalte sich und anderen zugänglich zu machen. Diese Veränderungen korrelieren auch mit den parallel zu den Bildern erhobenen psychometrischen Werten (BPRS) (siehe Abb. 82).

Abb. 82. Nach Abklingen einer akuten Phase einer schizophrenen Psychose zeichnet sich Hanna, eine 23jährige Patientin, in klaren Strukturen in der Mitte ihrer Familie.

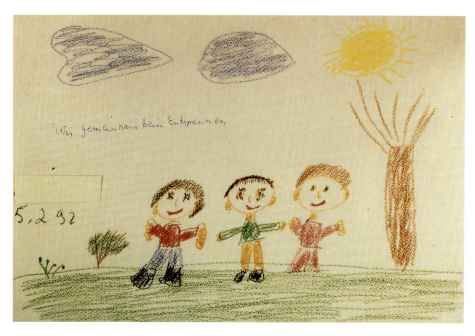

Abb. 82

   Nach Ablingen des akuten Stadiums einer Psychose und der Wiederherstel-
lung eines Realitätsbezuges wird die soziale Einbettung im therapeutischen
Bereich der Klinik, aber auch im sozialen Netz angestrebt. Fragen der sozialen
und speziell der beruflichen Wiedereingliederung stehen in dieser Phase im
Vordergrund.
   In der Einzeltherapie geht es um die Einordnung des psychotischen Erle-
bens in den Lebenskontext. Gesunde Ich-Anteile und funktionierende soziale
Bezüge werden gestärkt, wobei familientherapeutische Strategien, die vorwiegend die Krankheit erklären und enttabuisieren, eine wichtige Rolle spielen.
Die Angehörigen lernen so Verständnis für den Erkrankten und seine Erkrankung aufzubringen.

6.7 Diskussion

Durch Schaffung einer fürsorglichen Atmosphäre im Therapiekonzept der
Integrativen Maltherapie können sich die Patienten in ihrem „So-Sein" angenommen fühlen und sich einer Wertschätzung ohne Forderungen er-
freuen – sie können sich anvertrauen und somit wieder Vertrauen finden.
Die gleichbleibende Strukturierung der Malgruppe und ihre kontinuierliche
Wiederholung gibt Sicherheit, auf deren Basis Entwicklungsprozesse möglich werden. Gleichzeitig wirkt die Strukturiertheit der Gruppe wiederum
strukturierend auf den Patienten, der Teil der Gruppe wird. In der Gruppe

erfahren die Patienten, daß ihr Da-Sein als existentieller Beitrag aufgefaßt wird. Ihre Aussagen und Interpretationen, so bizarr sie auch sein mögen, werden als Assoziationsbeitrag ernstgenommen. Sie erleben in der Malgruppe ihre kreativen und kommunikativen Fähigkeiten und können den Circulus viciosus der Verunsicherung, der durch die Reaktionen der „normalen" Umwelt, die dem Patienten verständnislos gegenüber steht, entsteht, durchbrechen.

In der Malgruppe werden sowohl die kommunikativen Fähigkeiten der Selbst- und als auch der Fremdkommunikation gefördert. Der Patient tritt aus seiner privaten Welt des „In-sich-versponnen-Seins" heraus und kehrt zurück in den kommunikativen Gemeinschaftsraum. Die durch die Bilder in der Gruppe angeregten Phantasien und deren Verbalisation bilden Brücken zur Begrifflichkeit.

Über diese affektiv positiv konnotierten Brücken entstehen *kommunikative* Brücken, die den Patienten mit der Umwelt verbinden. Beziehung entsteht aus Kommunikation, und aus der Kommunikation entsteht Beziehung. Der Patient kann sich an diesen gemeinsamen, über die Kommunikation entstandenen und diese vorwärts treibenden Begriffe weiterentwickeln.

Die Verknüpfung zur Realität wird geschaffen, indem das vom Patienten erschaffene Bild und die Bildsymbole in der gemeinsamen Sinnsuche in einen Sinnzusammenhang gestellt werden. So lernt er in der Malgruppe, wieder Metaphern zu bilden, und findet Zugang zur Metaphernwelt. Er lernt die Bildsprache zu benennen und zu entschlüsseln bzw. diese wieder zu gebrauchen.

Da die Kommunikation über die Brücke des Bildes geführt wird und der Patient nur indirekt im Mittelpunkt der Gruppenaufmerksamkeit steht, erlebt er Nähe und Anteilnahme aus einer gesicherten Distanz. Der Patient spricht von sich selbst durch das Bild und lernt gleichzeitig, sich durch das Bild zu schützen. So weist die Kommunikation über die Symbole einen Weg zum Begrifflichen und führt den Patienten aus seinem psychotischen Labyrinth in den allgemeinen Kommunikationsraum. Indem sich der Patient dem realen äußeren Kommunikationsraum und den damit verbundenen Objekten zuwenden kann, gewinnt er an Realität, und die Gespenster der Befürchtungen können erstarren – er lernt seine autistische Welt zu verlassen, sie zu transzendieren.

7. Die Malgruppe als diagnostisches Hilfsmittel in der Psychiatrie

7.1 Einleitung

Der Psychiater ist bei der Diagnoseerstellung im wesentlichen an die sprachlichen Äußerungen und an das Verhalten des Patienten gebunden. Es wurden daher schon immer auch andere Objektivierungsmöglichkeiten für die verschiedenen Erscheinungsbilder psychischer Störungen gesucht.

Prinzhorn (1922) versuchte in seinem „Beitrag zur Psychologie und Psychopathologie der Gestaltung" von den Bildnereien der Geisteskranken Rückschlüsse auf psychologische Vorgänge bei kreativen Prozessen zu ziehen. Er lehnte es jedoch ab, von formalen oder inhaltlichen Kriterien einer Gestaltung auf die Art der psychischen Störung des Urhebers zu schließen. Er verstand vielmehr die Bilder als Ausdruck psychologischer Probleme, auf die diese hinweisen und die es zu „erschauen" gilt.

Der deutsche Psychiater Mohr (1906) versuchte erstmals in einer systematischen Arbeit die Bilder von Geisteskranken diagnostisch zu verwerten. Er ging davon aus, daß ein Bild, ähnlich wie ein klinisches Krankheitssymptom, einer objektivierenden Untersuchung und Beschreibung zugänglich ist.

In der Folge wurde immer wieder versucht, in den Bildern Geisteskranker krankheitsspezifische Kriterien zu finden, die eine diagnostische Aussage ermöglichen sollten. Im deutschen Sprachraum bemühten sich Rennert (1966), Navratil (1969), Bader (1975) u.a. um eine systematische Beschreibung solcher Bilder. Im angloamerikanischen Sprachraum, wo die sog. Kunsttherapien eine lange Tradition haben, waren es Dax (1953), Naumburg (1960), Enachescu (1967, 1971), Reitman (1950), Plokker (1965), Schube und Cowell (1939), Wadeson und Bunney (1970), Wadeson (1971), die sich dieser Thematik annahmen.

Unterschiede bezüglich der Beurteilungskriterien von Bildern psychisch Kranker erklären sich z.T. aus den unterschiedlichen Bedingungen unter denen diese Bilder entstanden sind. Es spielt dabei auch eine Rolle, ob und inwieweit die Interpretationen der Patienten zur Beurteilung der Bildnisse mitherangezogen und welche Patientenpopulationen beobachtet wurden.

In einer systematischen Untersuchung konnten Wadeson und Carpenter (1976) mit Hilfe von ihr empirisch aufgestellten Beurteilungskriterien keine Unterscheidung zwischen Bildern von schizophrenen, depressiven und manischen Patienten treffen. Es zeigte sich eine große Variabilität sowohl innerhalb der untersuchten Krankheitsgruppen als auch zwischen ihnen.

Die meisten Autoren sind sich heute darin einig, daß alle formalen und inhaltlichen Besonderheiten der Bilder von psychisch Kranken auch in künstlerischen Arbeiten von Gesunden vorkommen und es daher unzulässig ist, allein aufgrund von Zeichnungen eine Diagnose zu erstellen.

Trotz dieser Einschränkungen können formale und inhaltliche Kriterien für die Beurteilung der Bildnisse herangezogen werden, wenn gleichzeitig der Kontext, in dem die Bilder entstehen, berücksichtigt wird. Die formalen Beurteilungskriterien im Zusammenhang mit den Informationen, die sich aus den Entstehungsbedingungen, den Interpretationen der Patienten und deren Lebensgeschichte ergeben, können einen wesentlichen Beitrag zu differentialdiagnostischen Überlegungen liefern.

7.2 Malgruppe und Diagnose

Die Malgruppe bietet mit ihrem strukturierten Ablauf immer gleichbleibende Rahmenbedingungen. Die so enstehenden Bilder stellen unmittelbare Gefühlsausdrücke dar und zeigen, den einzelnen psychiatrischen Krankheitsgruppen entsprechend, charakteristische Unterschiede in den Gestaltungen. Die Gesamtschau des Patienten während des Gruppenprozesses und die Beobachtung seiner Gestaltungsbesonderheiten ermöglichen eine wesentliche Erweiterung des diagnostischen Beurteilungsrahmens. So nehmen unsere Patienten nicht nur aus therapeutischen Erwägungen, sondern auch zur Erhärtung bzw. Erweiterung der Diagnose an der Malgruppe teil. Besonders bei diagnostisch unklaren Fällen bietet uns diese Therapieform eine wichtige Zusatzinformation, die Einfluß auf das weitere therapeutische Vorgehen hat.

Die diagnostische Beurteilung des Patienten in der Malgruppe stützt sich auf die Integration verschiedener Aspekte:

– auf die Phänomenologie des Bildes (formaler Bildaufbau und Inhalt),
– die Aussagen des Patienten zu seinem Bild,
– das Verhalten des Patienten im sozialen Feld der Gruppe.

7.2.1 Zur Phänomenologie der Gestaltungen

In der Arbeit mit über 1.000 stationären psychiatrischen Patienten fanden wir empirisch, daß sich die drei großen psychiatrischen Krankheitsgruppen, nämlich depressive, neurotische und schizophrene Störungen, auch in ihren bildnerischen Gestaltungen unterschiedlich ausdrücken und diese Bildgestaltungen charakteristische Anhaltspunkte für die Differenzierung dieser Krankheitsbilder liefern.

Wir beurteilen die Gestaltungen nach folgenden Kriterien:

– Farbe: Farbspektrum und Farbintensität,
– Formelemente: Zahl und Variationsbreite,

- Darstellungsstruktur bezüglich Homogenität bzw. Zerissenheit,
- Nutzung der Bildfläche,
- Horizontdarstellung,
- Symbolik.

Diese Beurteilungskriterien können jedoch nur im Zusammenhang mit den Informationen, die sich aus den Entstehungsbedingungen, den Interpretationen der Patienten und deren Lebensgeschichte ergeben, eine wesentliche Aussage zu differentialdiagnostischen Überlegungen liefern.

Im Laufe eines erfolgreichen Therapieprozesses verändern sich die Bildgestaltungen in charakteristischer Weise (siehe Tabelle 3). Der oft eindrucksvolle Wandel, der sich im Laufe einer erfolgreichen Therapie in den Bildern vollzieht, wird im Vergleich von Anfangs- und Abschlußbildern besonders deutlich sichtbar, wobei diese Veränderungen auch in den psychometrischen Werten ihren Ausdruck finden. Diese Veränderungen korellieren mit psychometrischen Werten (Hamilton Rating Scale, Brief Psychiatric Rating Scale), die am Beginn und am Ende der Therapie parallel zu den Gestaltungen erhoben und mit den Bildern verglichen wurden.

Bilder *endogen depressiver Patienten* zeigen (siehe Abb. 83, 84):

- dunkle Farben und/oder geringe Farbintensität,
- wenig Formelemente,
- schlechte Bildflächennutzung (leere Bildflächenanteile),
- depressive Symbolik.

Charakteristische Veränderungen bei erfolgreicher Therapie:

- Aufhellung der Farben,
- Zunahme der Farbintensität,
- Zunahme und Vielfalt der Formelemente,
- bessere Bildflächennutzung,
- Veränderung der Symbolik im Sinne einer Lebensbejahung.

Abb. 83a. Traude, eine 21jährige Patientin: depressive Phase im Rahmen einer manisch-depressiven Krankheit. Sie zeichnet sich als winzige Figur, gefangen in einer leeren Höhle, aus der es scheinbar kein Entrinnen gibt. Das Bild drückt Leere und Hoffnungslosigkeit aus (Hamilton Rating Scale: 41 Punkte).

Abb. 83b. Nach Abklingen der Depression füllt die Patienten die Bildfläche mit kräftigen Farben aus. Sie malt sich und ihren Partner im Zentrum eines großen Herzens und will damit die Zukunftsvision einer glücklichen Partnerbeziehung darstellen (Hamilton Rating Scale: 3 Punkte).

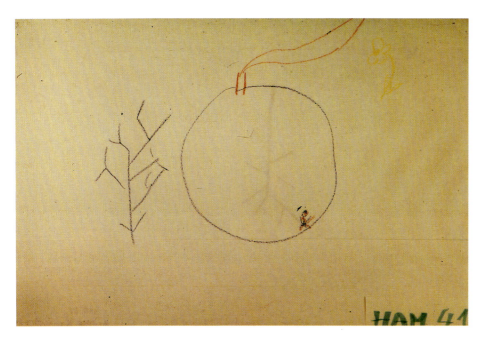

Abb. 83a

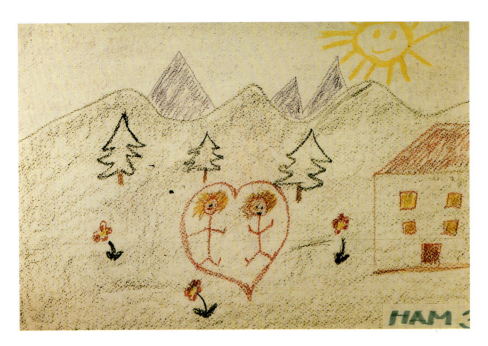

Abb. 83b

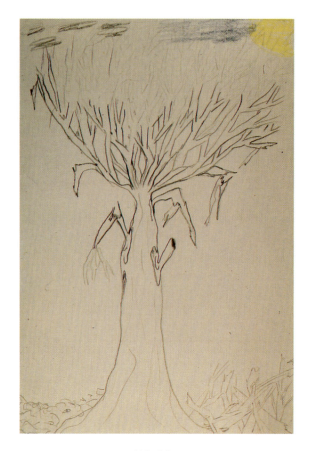

Abb. 84a

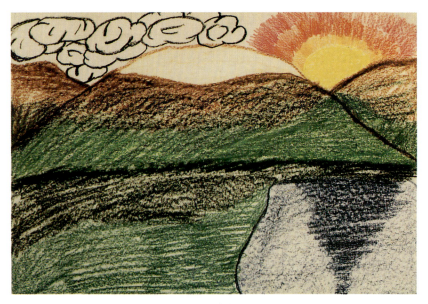

Abb. 84b

Abb. 84a. Hanna, eine depressive Patientin, stellt sich als dürrer Baum in leeren Landschaft dar (Hamilton Rating Scale: 38 Punkte).

Abb. 84b. Nach Abklingen der depressiven Störung entsteht eine farbenfrohe, sonnenbeschienene Landschaft als Ausdruck neu gewonnener Lebensfreude (Hamiton Rating Scale: 6 Punkte).

Bilder von Patienten mit *neurotischen Störungen* zeigen (siehe Abb. 85, 86):

– breites Farbspektrum,
– hohe Farbintensität,
– Formenreichtum,
– gute Bildflächennutzung: die gesamte Bildfläche wird oft ausgefüllt,
– Konfliktdarstellungen: meist schon in den ersten Bildern.

Im Laufe einer *erfolgreichen Therapie* sehen wir:

– kräftige Farbintensität und Farbspektrum bleiben erhalten,
– keine wesentliche Änderung des Formenreichtums und der Bildflächennutzung,
– Konfliktlösungsversuche bzw. Konfliktauflösung auf Bildebene.

Abb. 85a. Claudia, eine 21jährige Patientin, neurotische Depression, stellt mit dem von allen Seiten eingeengten Haus eine Ablösungsproblematik dar. Der Weg, der aus dem Haus führt, ist schwarz und steht für die mit schweren Schuldgefühlen belasteten Autonomiebestrebungen der Patientin (Hamilton Ratring Scale: 34 Punkte).

Abb. 85b. Nach Bearbeitung dieses Konfliktfeldes malt die Patientin eine blühende, sonnenbeschienene Landschaft, mit der sie das Gefühl von Zuversicht und Freiheit verbindet (Hamilton Rating Scale: 18 Punkte).

Abb. 86a. Gabriele, eine Patientin, die unter einer neurotischen Depression litt, zeichnet sich durch eine schwarze Gestalt mit einem Seil festgehalten. Ein schwarzer Felsbrocken und eine tiefe Schlucht stellen unüberwindliche Hindernisse auf dem Weg in eine lebendige, warme, beziehungsfrohe Welt dar. Sie symbolisiert in diesem Bild eine konflikthafte, gewalttätige Partnerbeziehung, von der sie sich nicht lösen kann.

Abb. 86b. Nach Bearbeitung der Problematik und Aufhellung der Depression stellt sich Gabriele, das ganze Bild ausfüllend, als „Powerfrau" dar. Sie fühlt sich stark und kräftig – bereit, ihre Probleme zu bewältigen. Der ihr Angst einflößende Partner erscheint im Bild als kleines, harmloses Männchen.

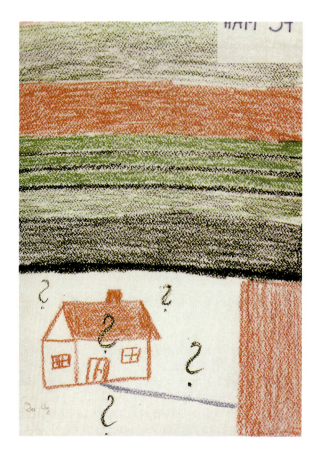

Abb. 85a

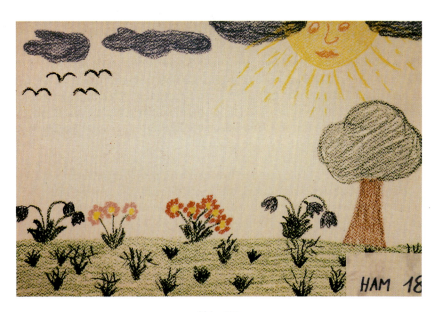

Abb. 85b

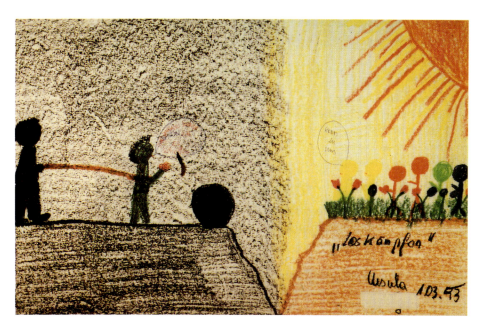

Abb. 86a

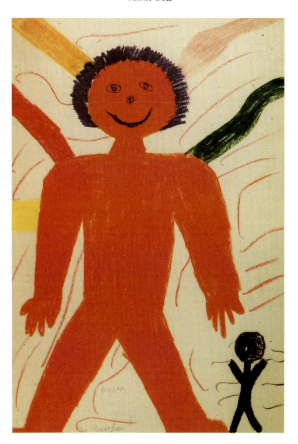

Abb. 86b

Bilder *schizophrener Patienten* mit vorwiegend *produktiver Symptomatik* zeigen (siehe Abb. 87):

– hohe Farbintensität,
– breites Farbspektrum,
– viele Formelemente bei zerrissener Darstellungsstruktur,
– keinen Horizont,
– keine Perspektive,
– chaotischen Bildaufbau.

Veränderungen im Laufe einer erfolgreichen Therapie:

– Horizontbildung (Rennert),
– Entstehen klarer, zusammenhängender Strukturen,
– Ordnung im Bildaufbau,
– Sinnzusammenhang der Symbolik,
– keine Veränderung von Farbintensität und Farbspektrum.

Abb. 87a. 43jährige Patientin, paranoide Psychose: Die Desintegration der Persönlichkeit findet in den zusammenhanglos auf der Bildfläche verteilten Gestaltungselementen ihren bildnerischen Ausdruck (BPRS: 46 Punkte).

Abb. 87b. Nach Abklingen der psychotischen Symptomatik entstehen wiederum geordnete, in einem Sinnzusammenhang befindliche Strukturen, die Ausdruck einer inneren Stabilisierung sind (BPRS: 8 Punkte).

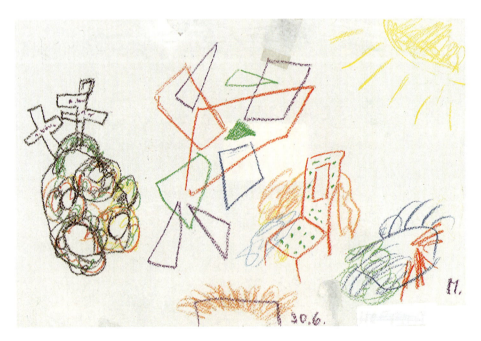

Abb. 87a

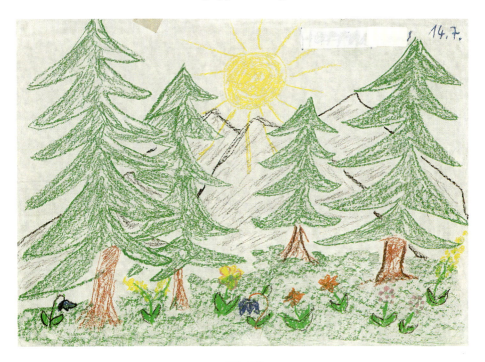

Abb. 87b

Bilder *schizophrener Patienten* mit *Minussymptomatik* zeigen (siehe Abb. 88):
– mäßige Farbintensität,
– wenige und/oder monotone sich wiederholende Formelemente,
– ausgeprägte Leere der Bildfläche,
– keinen Horizont,
– keine Perspektive.

Beim *Abklingen dieser Störung* zeigt sich in charakteristischer Weise:
– Zunahme der Farbintensität und des Farbspektrums,
– Zunahme der Vielfalt der Formelemente,
– Horizontbildung,
– Sinnzusammenhang der Symbolik.

Abb. 88a. Roswitha, eine schizophrene Patientin, drückt ihre Zerfahrenheit bzw. die Desintegration ihres „Ichs" in schraffierten Flächen aus, zu denen sie keinen Zugang hat.

Abb. 88b. Nach Abklingen der Störung malt sie eine Blumenwiese, einen Regenbogen und symbolisiert mit einem großen Herzen ihre Sehnsucht nach Kontakt.

Die sich im Laufe eines Heilungsprozesses ergebenden Veränderungen der Bildgestaltungen sind in Tabelle 3 zusammengefaßt.

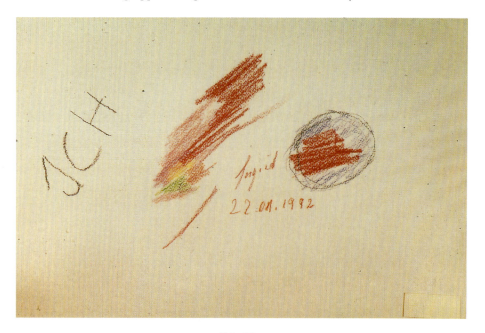

Abb. 88a

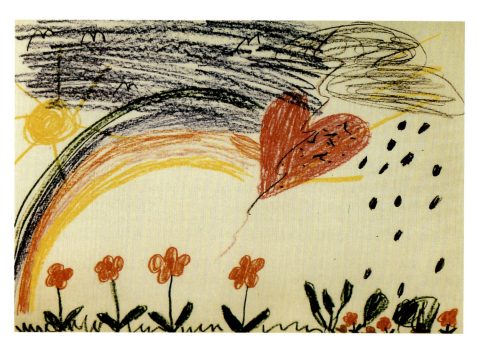

Abb. 88b

Tabelle 3

| | Endogene Depression | Neurotische Störung | Schizophrene Störung | |
			Plussymptomatik	Minussymptomatik
Am Beginn der Therapie				
Farbe	dunkle Farben und/oder geringe Farbintensität	breites Farbspektrum, hohe Farbintensität	breites Farbspektrum, hohe Farbintensität	mäßige Farbintensität
Formelemente und Darstellungsstruktur	wenig Formelemente	Formenreichtum	viele Formelemente bei zerrissener Darstellungsstruktur	wenige u/o monotone, sich wiederholende Formelemente
Bildflächennutzung	schlechte Bildflächennutzung	gute Bildflächennutzung, oft gesamte Bildfläche gefüllt	chaotischer Bildaufbau	ausgeprägte Leere der Bildfläche
Symbolik	depressive Symbolik	Konfliktdarstellungen		
Horizontdarstellung			kein Horizont – keine Perspektive	kein Horizont – keine Perspektive
Bei erfolgreicher Therapie				
Farbe	Aufhellung der Farben – Zunahme der Farbintensität	Farbspektrum und -intensität unverändert	Farbspektrum und -intensität unverändert	Zunahme der Farbintensität und des Farbspektrums
Formelemente und Darstellungsstruktur	Zunahme und Vielfalt der Formelemente	Formenreichtum unverändert	klare, zusammenhängende Strukturen	Zunahme und Vielfalt der Formelemente
Bildflächennutzung	bessere Bildflächennutzung	unveränderte Bildflächennutzung	Ordnung im Bildaufbau	
Symbolik	Veränderung im Sinne einer Lebensbejahung	Konfliktlösungsversuche bzw. Konfliktauflösung auf Bildebene	Sinnzusammenhang der Symbolik	Sinnzusammenhang der Symbolik
Horizontdarstellung			Horizontbildung	Horizontbildung

7.2.2 Verhalten des Patienten zu seinem Bild

Wir beurteilen dabei, inwieweit der Patient einen inneren Zugang zu seiner Gestaltung hat, ob er seine Darstellungen in einem logischen Sinnzusammenhang erklären kann und ob die begleitenden Affekte kongruent dazu sind.

Wichtige diagnostische Hinweise liefert auch die den verschiedenen Krankheitsbildern entsprechende *Art der verbalenen und nonverbalen Ausdrucksweise* der Patienten bei der Interpretation ihrer Bilder (Übereinstimmung von „Bild und Ton").

7.2.3 Verhalten im sozialen Rahmen der Gruppe

Im strukturierten Ablauf der Malgruppe werden während der verschiedenen Phasen der Malgruppe von jedem Patienten verschiedene Fähigkeiten gefordert, die der psychiatrischen Beurteilung unmittelbar zugänglich sind:

– In der *Aufwärmphase* kann man Aufschluß über die Orientierung und Wahrnehmungsweise der Patienten bekommen, ebenso den Affekt und das nonverbale Verhalten beobachten. Ihr Erleben im „Hier und Jetzt", ihre Kontakt- und Verbalisationsfähigkeit werden rasch einer Beurteilung zugänglich.
– In der *Hypnoide Phase* werden Anforderungen an die Konzentrations- und Entspannungsfähigkeit der Patienten gestellt.
– Das Entfalten der kreativen Fähigkeiten der Patienten in der *Arbeitsphase* ist auch Ausdruck für Spontaneität, Antrieb und Konzentrationfähigkeit.
– Die *Besprechungsphase* erfordert die Auseinanersetzungsfähigkeit mit den eigenen Gestaltungen und den der anderen Gruppenmitgliedern. Emotionale Schwingungsfähigkeit, Assoziationsfähigkeit, die Fähigkeit, Metaphern zu bilden und zu verstehen, sowie das gesamte soziale Verhalten in der Gruppe ermöglichen tiefe Einblicke in Art und Schwere einer psychischen Störung.

Im Gesamtablauf der Gruppe werden die zu Beginn nur angerissenen Aspekte immer deutlicher und somit einer psychodynamischen Beurteilung zugänglicher.

7.3 Zusammenfassung: Psychiatrische Krankheitsbilder in der Malgruppe

Wir erzielen in der Malgruppe eine Fülle relevanter Informationen für die Diagnoseerstellung. Die diagnostische Beurteilung stützt sich dabei auf die Kongruenz zwischen beobachtetem Verhalten in der Gruppe, der formalen Gestaltung und dem symbolischen Gehalt der Bildnisse und der Interpretationen der Patienten dazu.

7.3.1 Depressive Patienten

Endogen Depressive malen Bilder, die von großer Leere, geringer Farbintensität oder und dunklen Farben gekennzeichnet sind. Diese Patienten haben vorwiegend in der Anfangsphase der Therapie große Mühe, sich zu einer Gestaltung aufzuraffen. Ausgehend von ihren meist sehr sparsamen Zeichnungen, können sie jedoch sehr eindrucksvoll ihre innere Qual, die Einsamkeit und innere Leere, unter der sie leiden, beschreiben. Sie finden einen raschen Zugang zu metaphorischer Deutung und entfalten einen einfühlsamen Umgang mit den Gestaltungen der übrigen Gruppenmitgliedern. Depressive Gestaltungselemente werden selektiv bevorzugt wahrgenommen und, entsprechend der negativen Weltsicht der Depressiven, gedeutet.

Patienten mit *reaktiver Depression* zeigen in schweren Fällen, nach Zusammenbruch ihrer Abwehrmechanismen, ähnlich strukturierte Bilder, wie wir sie bei endogenen Depressionen finden. Es treten jedoch häufig bei beginnender Aufhellung der Depression Konfliktdarstellungen in den Bildern auf, die auf die aktuelle Lebensproblematik hinweisen.

Patienten mit *neurotischer Depression* hingegen wählen bereits am Beginn der Therapie meist kräftige oder/und bunte Farben, mit denen sie schon in den ersten Bildern konflikthaftes Erleben darstellen. Sie sind sehr rasch fähig, ihre Probleme zu verbalisieren.

Bei Abklingen der depressiven Symptomatik spiegeln die Bilder die Zunahme des Selbstwertgefühls. Depressive Bildinhalte wandeln sich im Sinne positiver Erlebensaspekte.

Elfriede, eine Patientin mit depressiver Episode

Elfriede, eine 39jährige Patientin, kommt nach einem Suizidversuch zur stationären Behandlung. Sie ist verheiratet und beruflich erfolgreich. Im Rahmen eines Karrieresprunges kam es zu einer Veränderung der Arbeitsplatzsituation. In der Folge entwickelte sich das Krankheitsbild einer schweren depressiven Störung. Sie litt unter zunehmender Antriebslosigkeit, Konzentrationsstörungen, Grübelsucht, Insuffizienz- und Schuldgefühlen. Schwere Ein- und Durchschlafstörungen, Appetitlosigkeit sowie zahlreiche körperliche Beschwerden (Globusgefühl, präkardiales Druckgefühl) quälten sie. Es kam zum sozialem Rückzug, Vernachlässigung der persönlichen Interessen, Sinnentleerung und schließlich zu einem Suizidversuch.

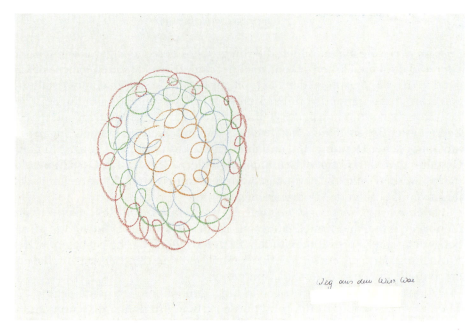

Weg aus dem Wirr War

Abb. 89

Abb. 89. Elfriede drückt in ihrem ersten Bild ihren quälenden, sie ganz gefangennehmenden Grübelzwang in Gedankenspiralen, die sich ständig im Kreis drehen, aus. Im Gegensatz dazu bleibt die übrige Bildfläche, als Ausdruck innerer Gefühlsleere und Beziehungslosigkeit, leer (Hamilton Rating Scale: 39 Punkte).

Abb. 90. In diesem Bild vergleicht Elfriede ihre Krankheit mit einem Sturz in eine tiefe Grube. Ihren mühevollen Versuch, sich aus der Tiefe der Depression zu befreien, erscheint ihr als steiler, beinahe unüberwindlicher Aufstieg.

Abb. 91. Elfriede ergreift den Rettungsring, der ihr von einem großen Schiff, das die therapeutische Situation in der Klinik symbolisiert, zugeworfen wird. Sie fühlt sich nicht mehr alleingelassen in ihrer Not und kann die ihr angebotene Hilfe annehmen.

Abb. 92. Elfriede hat die Tiefe der Depression überwunden. Sie malt sich mit lachendem Gesicht am Rande der Grube balancierend – sie ist sich der Labilität ihres seelischen Gleichgewichtes bewußt. Gewitterwolken und das tiefe Tal der Depression liegen hinter ihr, während sich vor ihr die Buntheit des Lebens für sie entfaltet (Hamilton Rating Scale: 3 Punkte).

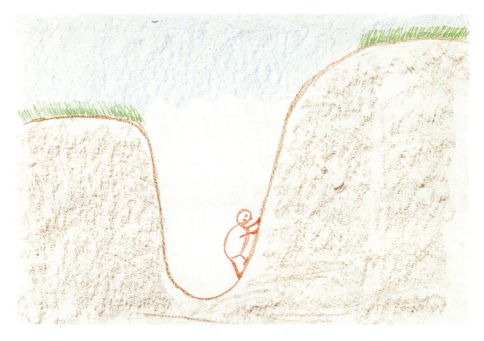

Abb. 90

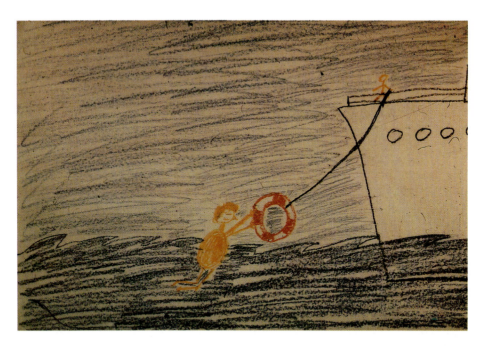

Abb. 91

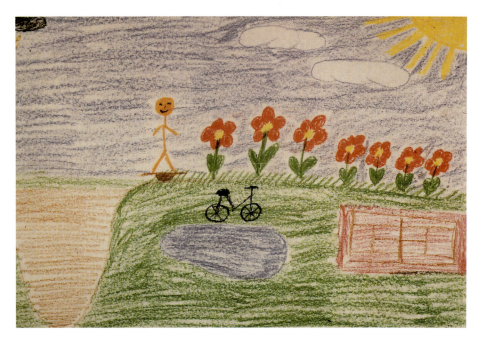

Abb. 92

7.3.2 Neurotische Patienten

Neurotische Patienten, bei denen die Abwehrstrategien noch intakt sind, drücken sich in phantasiereichen Gestaltungen, wobei sie oft abstrakte Formen wählen, aus. Die meist in kräftigen und oft auch bunten Farben gehaltenen Darstellungen füllen die gesamte Bildfläche aus.

Vor allem am Beginn des Therapieprozesses versuchen sie, sich der die Abwehr gefährdenden, regressiven Atmosphäre in der Gruppe zu entziehen. Sie interpretieren die eigenen Bilder weitschweifig und rationalisierend („reden um den heißen Brei"). Die Interpretationen zeugen von großem Vorstellungsvermögen und spiegeln ihre Konflikte und Abwehrformen wider. Die Bilder der Mitpatienten werden z.T. schonungslos analysiert und zu deuten versucht. Der Therapeut muß diese Patienten immer wieder zur Wahrnehmung und Konkretisierung ihres eigenen Gefühlserleben bzw. ihrer Erfahrungen anregen und so den Aufmerksamkeitsfokus von den anderen Gruppenmitgliedern auf die eigene Problematik richten.

Es kommt rasch zu einer Konfliktaktualisierung, wobei Konflikte dargestellt werden, deren Entwicklung bis in die Kindheit weisen können. Im Laufe der Therapie setzen sich die Patienten immer konkreter mit ihren Konflikten auseinander und versuchen oft auf Bildebene, Lösungsstrategien zu erarbeiten.

Ines, eine Patientin mit Konversionssyndrom

Ines, eine 17jährige Patientin, kommt wegen „Bewußtlosigkeitsanfällen" zur Aufnahme. Die Patientin beschreibt mehrmals in der Woche auftretende Depersonalisations- und Derealisationsgefühle, die von kurzdauernden Erinnerungslücken gefolgt werden. Die neurologische Abklärung erbrachte keinen pathologischen Befund. Psychodynamisch bestand eine Broken-home-Situation, wobei die Mutter, bei der Ines lebte, eine neue Patnerschaft eingegangen war.

Abb. 93. Mit kräftigen, bunten Farben, die die ganze Bildfläche ausfüllen, malt die Patientin ein auffällig ruhiges Landschaftsbild. Unter der glatten Meeresoberfläche verbirgt sich jedoch ein wildbewegtes „Gefühlsmeer". In der Nachbesprechung beginnt Ines über Gefühle der Einsamkeit, Isolation und des Sich-nicht-verstanden-Fühlens zu sprechen.

Abb. 94. Ines drückt ihre ambivalenten Gefühle mit einander widerstrebenden Pfeilpaaren aus. Diese Pfeile zielen auf ihr in einem Eisblock eingeschlossenes Herz. So setzt sich die Patientin in diesem Bild mit Geboten und Verboten ihres Elternhauses einerseits und ihren eigenen Wünschen und Sehnsüchten andrerseits auseinander. Der Eisblock, als Ausdruck für innere Erstarrung, stellt Schutz und gleichzeitig Gefängnis für die Patientin dar.

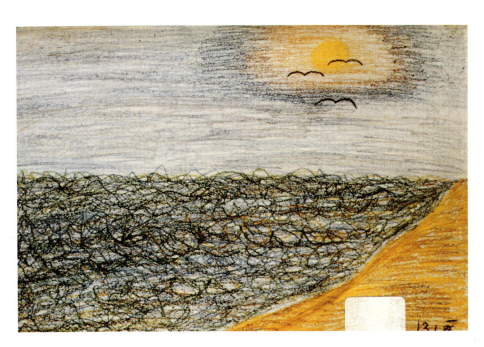

Abb. 93

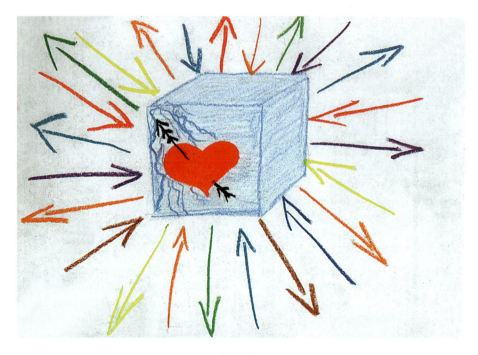

Abb. 94

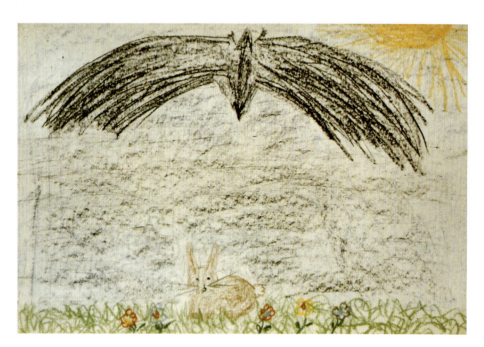

Abb. 95

Abb. 95. Als Ausdruck eines inneren Konfliktes stellt die Patientin ihre einander widerstrebenden Gefühle als Raubvogel dar, der einen Hasen bedroht. Der Raubvogel symbolisiert ihre aggressiven Persönlichkeitsanteile, während die verletzlichen Persönlichkeitsanteile ihren Ausdruck in dem kleinen Hasen finden.

In der Einzeltherapie setzt sich die Patientin mit ihrer Verletzlichkeit und ihren abgewehrten aggressiven Tendenzen auseinander, die sich auf die konflikthafte Familiensituation beziehen und bisher nur ein Ventil in ihren funktionellen Anfällen finden konnten. In der Folge wurden familientherapeutische Sitzungen eingeleitet, in deren Folge sich die Konfliktsituation entspannte und Ines frei für neue Verhaltensstrategien wurde. Die Symptomatik bildete sich zurück.

Abb. 96. In diesem Abschlußbild verwandelt Ines die zunächst schwer und drückend erlebten Konflikte in bunte, schwebende Ballons, die Größe und Gewicht verloren haben.

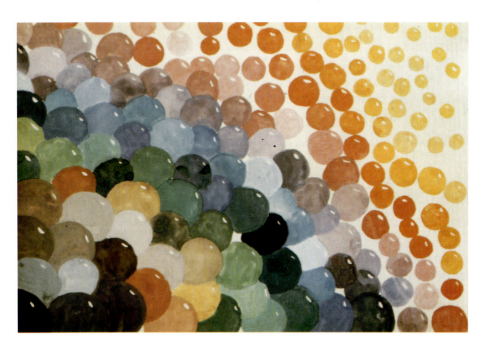

Abb. 96

7.3.3 Schizophrene Störungen

Patienten mit schizophrenen Störungen nehmen in der floriden Phase nicht kontinuierlich am therapeutischen Prozeß der Malgruppe teil. In einer präpsychotischen Phase bzw. am Beginn der floriden Phase zeigen die Bilder charakteristische Merkmale. Diese unterscheiden sich oft kaum von Bildern neurotischer Patienten. Während jedoch Neurotiker einen guten Zugang zu ihren Gestaltungen finden, stehen Patienten mit psychotischen Störungen ihren Bildern ratlos gegenüber und bieten eventuell bizarre, für die anderen Gruppenmitglieder nicht einfühlbare, unlogische Erklärungen an. Es gelingt ihnen nicht, einen Sinnzusammenhang in ihrem Bild zu schaffen bzw. zu transportieren.

Bei psychotischen Störungen mit *Plus-Symptomatik* erscheinen die Bilder meist bunt und chaotisch – ebenso erscheinen die Erklärungen dazu vielfältig und zerfahren. Assoziationsketten werden rasch ausgelöst und haben meist keinen logischen Bezug zu den Bildern.

Bilder von Patienten mit *Minus-Symptomatik* zeigen, ähnlich wie die Bilder von Depressiven, wenig Formelemente. Häufig wird nur ein kleines Symbol gezeichnet, das jedoch eine bunte, kräftige Farbpalette zeigen kann – ebenso sieht man monotone Wiederholungen einfacher Formelemente. Die Erklärungen dazu sind sparsam in der Wortwahl und ohne Bezug zur Realität. Oft äußern sich die Patienten auch gar nicht zu ihrem Bild, erscheinen verstört und ratlos und sind nicht in der Lage, einen Bezug zwischen ihrem Bild und ihrer derzeitigen Realität herzustellen. Auf die Bilder der anderen Gruppenmitglieder können sie nicht einfühlend eingehen – sie bieten bizarre Interpretationen an, beziehen immer wieder Bildinhalte anderer Patienten direkt auf sich und können metaphorischen Deutungen nicht folgen.

Im Laufe des Therapieprozesses, mit der Rückbildung der psychotischen Symptomatik, ordnet sich der chaotische Bildaufbau, und die Patienten werden fähig, die Bildinhalte sich und anderen zugänglich zu machen.

Ingrid, eine Patientin mit schizophrener Episode

Ingrid, eine 26jährige Patientin, kam mit dem Bild einer akuten psychotischen Symptomatik an die Klinik. In den letzten Wochen vor der Aufnahme fiel eine zunehmende Wesensveränderung auf. Die Patientin isolierte sich von ihrer Umgebung, war im Gedankengang sprunghaft, zerfahren, psychomotorisch unruhig und litt unter Schlaflosigkeit. Intermittierend hörte sie immer wieder Stimmen. Ebenso traten illusionäre Verkennungen und Wahrnehmungsverzerrungen auf.

Abb. 97. Die Desintegration der Persönlichkeit der Patientin drückt sich in bizarren, regellos über das Bild verstreuten Formelementen auf einen mit ineinanderfließenden Farben gemalten Hintergrund aus. Das Fragezeichen steht für ihre Ratlosigkeit der Umwelt gegenüber. Auch zur Symbolik ihres Bildes kann Ingrid keinen Zugang finden.

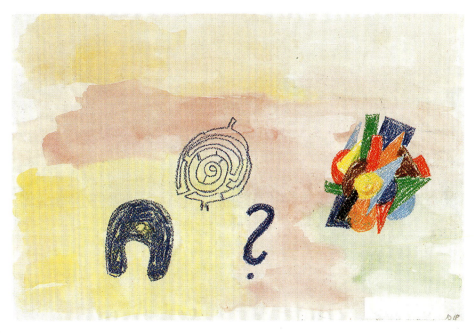

Abb. 97

Abb. 98. Mit Abklingen der floriden Syptomatik gelingt es Ingrid, die chaotisch erlebte Welt zu ordnen und den schützenden Käfig des Autismus zu verlassen. Die zunehmende Symbolisationsfähigkeit drückt sich in diesem Bild aus: Ingrid fühlt sich von einem Fluß von der bunten und lebendigen Welt, symbolisiert durch bunte Kugeln, getrennt. Eine Brücke (Therapiebrücke) führt sie aus ihrer Leere und Isolation zurück auf die andere Seite – die „Seite des Lebens".

Abb. 99. In der einen Bildhälfte malt Ingrid einen kahlen Baum, mit dem sie die von ihr als negativ empfundenen Selbstanteile ihrer Person verbindet, während sie auf der anderen Bildhälfte den üppig fruchttragenden Baum als ihr positives Selbstbild darstellt. Die beiden Bäume haben auf Bildebene keine Verbindung miteinander. In der Auseinandersetzung mit dieser Problematik gelingt es Ingrid, sich in ihrer „Gesamtperson" anzunehmen.

Abb. 100. Nach Stabilisierung des psychischen Zustandsbildes fühlt Ingrid wieder „Boden unter den Füßen". Ein breiter Weg führt sie in die Realität zurück. Die Bildelemente haben sich gegenüber dem ersten Bild deutlich verändert: Zusammenhängende, konkrete Bildsymbole füllen die Bildfläche aus – ein Horizont und eine Perspektive sind sichtbar.

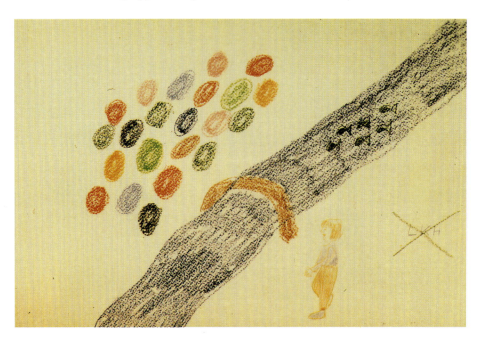

Abb. 98

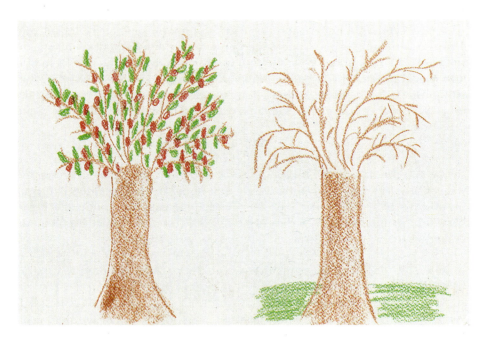

Abb. 99

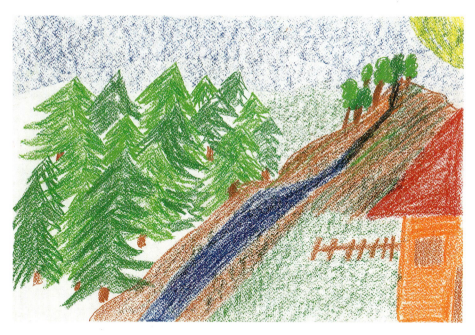

Abb. 100

7.4 Diskussion

Die Diagnoseerstellung bildet den Grundstein für den Aufbau von krankheits-
spezifischen Konzepten. Neben der Erarbeitung einer allgemein verbindli-
chen deskriptiven Diagnose, basierend auf den Kriterien von DSM IV oder
ICD 10, ist auch die Erarbeitung einer psychodynamischen Diagnose, basierend auf dem Verständnis des Patienten in seiner Krankheit, wesentlich (Gabbard, 1990).

Auch wir sind, wie die meisten Autoren, der Meinung, daß eine diagnostische Interpretation der Bildnisse, ohne unmittelbaren Bezug zu den Interpretationen des Patienten und seinem Verhalten bzw. ohne Berücksichtigung der
Entstehungsbedingungen der Bilder, unzulässig ist. Bezieht man jedoch diese
Aspekte in die Beurteilung mit ein, so entsteht eine wesentliche Erweiterung
des diagnostischen Beurteilungsrahmen.

Während des Therapieprozesses werden im Rahmen der jeweiligen Phasen
der Malgruppe der Stimmung analoge „Bilder" entwickelt. Die Konnotationen, die mit dem jeweiligen Medium – Phantasie, Sprache, bildnerischer
Ausdruck – verbunden sind, werden stimuliert, dienen als dynamische Elemente in der Therapie und schaffen neue Blickpunkte.

Ausgehend vom verbalisierten aktuellen Gefühlszustand wird in der hypnoiden Phase ein inneres Bild entwickelt, das in der Arbeitsphase in ein gegenständliches Bild transformiert wird. Die Gestaltungen werden zunächst be-
schrieben und dann auf einer metaphorische Ebene bearbeitet.

In all diesen Transformationen erfolgt niemals eine 1:1-Übersetzung, sondern es kommt bei jedem Schritt im Therapieablauf zu einer Anreicherung, Erweiterung und Weiterentwicklung sowie gleichzeitig zu einer Distanzierung und Klärung des Inhaltes. In diesem Prozeß der analogen Transformation treten die statischen, die Krankheit konstituierenden Elemente der Psychopathologie durch Konkretisierung und Kontrastbildung deutlicher zu Tage.

Die für den therapeutischen Prozeß wichtigen Bilder eröffnen für die Teammitglieder einen lebendigen Zugang zum Erleben der Patienten und sind so auch eine Rückkoppelungsmöglichkeit im Therapieprozeß. Diese erweiterte Sicht des Patienten führt oft zu neuen erklärenden Hypothesen und stellt so den Versuch dar, die hinter dem klinische Bild wirkenden Kräfte zu verstehen (Perry et al., 1987).

Die Gesamtschau des Patienten in der Malgruppe kann die nach Kriterien geordnete Diagnose unterstützen bzw. erhärten. Gleichzeitig bekommen wir Zugang zum individuellen Erleben des Patienten, zu seinen Einstellungen, seinen Ressourcen und Entwicklungsspezifika. Diese Zugangsmöglichkeit spielt besonders bei Patienten, die im Einzelgespräch infolge einer Abwehrhaltung oder Wortkargheit schwer explorierbar sind, eine große Rolle. Die so gewonnenen Informationen haben wesentlichen Einfluß auf unser weiteres therapeutisches Vorgehen. Entsprechend der kontinuierlichen Beobachtung in der Malgruppe können im Rahmen eines allgemeinen Therapiekonzeptes die psychotherapeutischen bzw. psychopharmakotherapeutischen Strategien den jeweiligen spezifischen Erfordernissen angepaßt bzw. modifiziert werden.

So bietet die Maltherapie eine Gesamtschau des Patienten, gibt uns wichtige diagnostische Hinweise und ermöglicht einen komplexen Einstieg in die Therapie.

8. Fallstudien im Therapieprozeß der Integrativen Maltherapie

8.1 Eva, eine Patientin mit endogener Depression

Eva, eine 26jährige Patientin, kommt mit einer schweren traurigen Verstimmung, verbunden mit wahnhaften Schuldideen sowie Suizidimpulsen, zur Aufnahme.

Seit dem 18. Lebensjahr leidet sie unter depressiven Verstimmungen, die von schweren Schlafstörungen, Zukunftsängsten, Insuffizienz- und Schuldgefühlen gekennzeichnet waren und sich auch in kaum beherrschbaren Suizidphantasien äußerten. Diese Verstimmungszustände traten in Abständen von 1–3 Monaten auf und dauerten einige Tage bis mehrere Wochen. In den Wochen vor der stationären Aufnahme kam es zu einer Exazerbation der geschilderten Symptomatik.

Zur Psychodynamik

Eva ist die jüngste von 3 Töchtern eines Beamten und einer Hausfrau. Sie übt den Beruf einer Religionslehrerin aus. Im 4. Lebensjahr der Patientin flüchtete die Familie aus der damaligen DDR nach Österreich und baute sich unter großen Entbehrungen eine neue Existenz auf. In dieser Zeit war Eva durch eine konflikthafte Beziehung ihrer Eltern sehr belastet und phantasierte immer wieder, ihre Eltern könnten sich trennen. In diesem Zusammenhang erinnert Eva ausgeprägte Angst-, Unsicherheits- und Ohnmachtsgefühle. Eva entwickelte eine besonders intensive Beziehung zu ihre Mutter, mit der sie alle Sorgen teilte, während sie zu dem aus beruflichen Gründen zunehmend abwesenden Vater wenig emotionalen Kontakt hatte. Sie gewöhnte sich an, alle „Geheimnisse" mit der Mutter zu teilen, Entscheidungen, auch banalste Alltagssituationen betreffend, mit ihr zu besprechen. Wohl fühlte sich Eva nur, wenn sie sich in völliger Übereinstimmung mit ihrer Mutter wußte. Sie fühlte sich zu Hause geborgen und beschützt und gleichzeitig für das Seelenwohl ihrer Mutter ständig verantwortlich. In dieser Dynamik entstand ein „harmonisches Familienklima", indem Auseinandersetzungen vermieden wurden, und Eva eine wichtige Rolle in der Stabilisierung der Familie übernahm. „Oberstes Gebot" in der Familie lautete: „Harmonie um jeden Preis" – vorwiegend aber durch Anpassung. Mit Abschluß der Berufsausbildung und mit der Aufnahme einer Partnerbeziehung werden größere Anforderungen an ihre Autonomie gestellt. Eva fühlte sich zunehmend hilflos und schwach – unfähig, ihr Leben selbstständig zu entwickeln und zu gestalten.

In dieser Phase traten, sozusagen aus „heiterem Himmel", depressive Verstimmungen auf. Eva faßte diese Verstimmungen als logische Konsequenz bzw. Bestrafung für eigenwilliges Verhalten, indem sie den „guten Ratschlägen" ihrer Mutter nicht gefolgt hatte, auf. Sie erlebte ihre Wünsche nach Unabhängigkeit als böse, schlecht und verband mit ihnen irrationale Bestrafungsphantasien. Schuld- und Angstgefühle zwangen Eva immer wieder, in den „sicheren Schoß" der Familie zurückzukehren. So hatte sie sich zwar eine eigene Wohnung genommen, verbrachte jedoch nur wenige Stunden dort, da sie ihre Mutter nicht „alleinlassen" konnte. Gleichzeitig erlebte sie sich selbst ohne die Stütze der Mutter hilflos und schwach.

Depressive Verstimmungen traten in immer kürzeren Zeitabständen auf. Schwere Angstträume, aus denen sie mit der Gewißheit erwacht, sie dürfe nicht weiterleben, quälten sie und verdichteten sich im Laufe des Tages zu massiven Selbstmordimpulsen, die schließlich Anlaß für die stationäre Aufnahme waren.

Therapieverlauf

Die Therapiedauer betrug 6 Monate. In dieser Zeit war Eva zu Beginn der Behandlung für 9 Wochen stationär und wurde weitere 4 Monate ambulant betreut. Während des stationären Aufenthaltes nahm sie 1–2mal wöchentlich an der Malgruppentherapie teil, parallel dazu wurden 2mal wöchentlich Einzelgespräche geführt, in denen die in der Malgruppe entstandenen Bilder eine zentrale Stellung einnahmen. In der analytisch orientierten Einzeltherapie erfolgte die Aufarbeitung bzw. Durcharbeitung des in der Malgruppe gesammelten Materials. Die ambulante Betreuung erfolgte in vierwöchigen Abständen mit Hilfe von Einzelgesprächen – fallweise nahm Eva an der Malgruppe teil.

Pharmakotherapeutisch wurde Eva initial mit Amitriptylin (50 mg pro die) sowie Thioridazin (45 mg pro die) für 3 Wochen behandelt. Da sich kein wesentlicher Erfolg einstellte und über die Malgruppe die Schwere der Depression sichtbar wurde (siehe Abb. 102), kam es zu einer Umstellung der Therapie auf 50 mg Clomipramin und 50 mg Maprotilin per die in einer Kurzinfusion, zusätzlich wurde Dixyrazin (70 mg per die per os) verabreicht. Nach 3wöchiger Infusionstherapie erfolgte eine Umstellung auf orale Therapie in äquivalenter Dosierung. Eine Langzeitprophylaxe wurde 2 Wochen vor der Entlassung mit 400 mg Carbamazepin pro die eingeleitet. Clomipramin und Dixyrazin wurden bei der stationären Entlassung abgesetzt, Maprotilin 2 Monate später.

Katamnese

Nach der Entlassung änderte Eva ihren Lebensstil in Richtung größerer Selbst-ständigkeit. Sie löste sich aus der symbiotischen Mutterbeziehung. Äußerliches Zeichen dafür war ein Berufs- und Wohnsitzwechsel. Sie gab ihren Beruf als Religionslehrerin auf und nahm eine Stelle als Volkschullehrerin ca. 600 km entfernt von ihrem Heimatort an. Mit ihrem Partner begann sie, ein gemein-sames Leben aufzubauen. Seit 2 Jahren ist die Patientin rückfallsfrei.

In der Malgruppentherapie

Abb. 101. Mit zarten Bleistiftstrichen zeichnet sich Eva als kleines, verängstig-tes Kind in einem Winkel zusammengekauert, die Hände vor das Gesicht geschlagen. Auffallend ist die große Leere des Bildes. So drückt die Patientin ihren inneren Rückzug, ihre Ohnmacht und Angstgefühle aus (Hamilton Rating Scale: 37 Punkte). Ausgehend von diesem Bild tauchen Kindheitserin-nerungen auf. Immer wieder versuchte Eva, sich vor den konflikthaften Aus-einandersetzungen der Eltern ängstlich, verschreckt und ohnmächtig zu ver-stecken.

Abb. 101

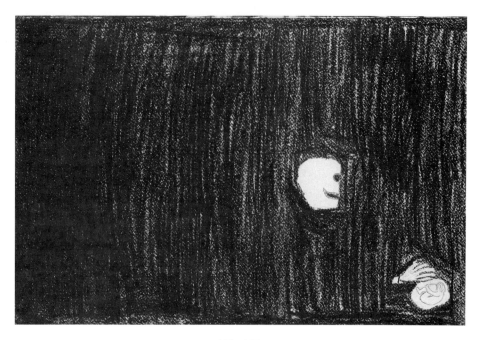

Abb. 102

Abb. 102. Eva zeichnet sich klein, nackt, hilflos und in embryonaler Haltung in die untere rechte Bildecke. Auf schwarzem Hintergrund erscheint ein Totenschädel, der die Patientin anblickt, und eine geisterhafte Hand greift nach ihr. In dieser Phase wird Eva von massiven Suizidimpulsen überschwemmt. Sie fühlt sich einer fremden bösen Macht ausgeliefert, die sie vernichten will.

In der Einzeltherapie schildert Eva nun einen gehäuft auftretenden fixierten Traum, dessen bedrohlicher Inhalt die wahnhaften Schuld- und Bestrafungsphantasien widerspiegelt.

Abb. 103. Gekettet an einen Felsblock ist Eva wehrlos in diesem Bild einer Hinrichtung ausgeliefert. Das Pendel ihrer eigenen Lebensuhr erscheint im Bild als Mord- bzw. Bestrafungsinstrument. Eva hat die Gewißheit, daß ihre Lebenszeit abgelaufen ist und sie mit dem Tod für vergangene Schuld büßen muß. In diesem Bild kommen das qualvolle Erleben in der Depression, die Depersonalisation, Derealisation sowie die Schuldgefühle und Autoagression zum Ausdruck. Eva stellt ihre wahnhafte Gewissheit, einer fremden Gewalt, und damit dem Tod, ausgeliefert zu sein, dar.

Abb. 104. Eva zeichnet sich groß und nackt in der Mitte des Bildes stehend, den Mund zu einem Schrei geöffnet. In ihrer Brust befindet sich eine

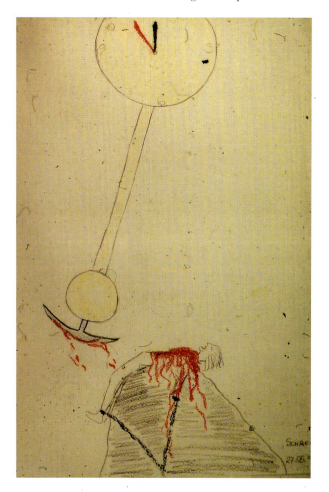

Abb. 103

Schlange, von Eva als „Ungeheuer" bezeichnet, das sie von innen her auf-
frißt.

Erlebte Eva bisher eine tödliche Bedrohung durch fremde Mächte von
außen, so stellt sie in diesem Bild das erste Mal diese tödliche Kraft als Teil
ihres Selbst dar. In der Konfrontation mit diesem Bild erkennt Eva in diesem „Ungeheuer" ihre ständigen Selbstzweifel, Schuld- und Versündigungs-
ideen, die ihre innere Welt vergiften, wieder. In dieser Phase kann die
symbiotische Mutterbeziehung in der Einzeltherapie angesprochen werden.
Eva wird ihre kindliche, jede Eigenverantwortung verneinende Haltung bewußt, was in Abb. 105 seinen Ausdruck findet.

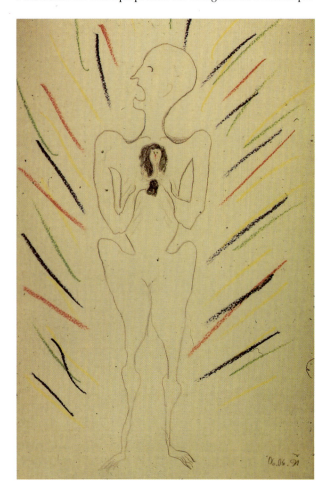

Abb. 104

Abb. 105. Eva zeichnet sich als eine wehrlose Figur mit verbundenen Augen in der Umklammerung einer riesigen Faust.

In der Besprechung des Bildes erkennt sich Eva eingezwängt und erdrückt von den eigenen Perfektheitsansprüchen sowie den Ansprüchen der von ihr idealisierten Familie. Sie erlebt sich hier als leblose Figur, blind für die eigenen Ansprüche und Entwicklungen. Das Ungeheuer in ihrer Brust (siehe Abb. 104) wurde somit entlarvt. Eva nennt dieses Bild spontan „Ich muß loslassen lernen." In der Folge kommt es zu einer deutlichen Aufhellung der Stimmungslage. Gleichzeitig nimmt auch der bedrohliche Charakter der Trauminhalte ab (siehe unten).

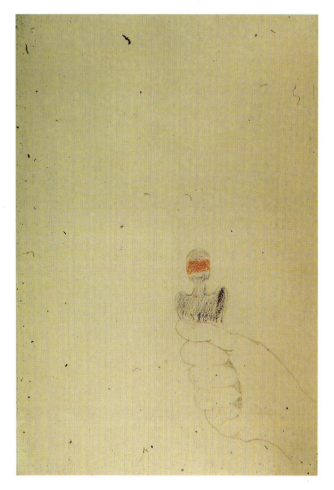

Abb. 105

Abb. 106. Ein zart blühender Mandelbaum in der Mitte des Bildes symbolisiert das Aufblühen von Gefühlen der Hoffnung und Zuversicht. In der
Einzeltherapie entwickelt Eva wieder Zukunftsperspektiven für ihr Leben.

Abb. 107. Die zunehmende Stimmungsaufhellung drückt sich in diesem
mit kräftigen Farben schwungvoll gemalten Bild aus. Diese Phantasieland-
schaft nennt Eva „Bunte Welt". Nach der tiefen Verdüsterung in der Depression symbolisiert sie nun ihre „Lebendigwerden" in grellen und bunten Farben (Hamilton Rating Scale: 5 Punkte).

Eva beginnt nun aktiv, neue Lebensstrategien zu entwickeln, und wird nach
Einleitung einer medikamentösen Phasenprophylaxe (siehe oben) aus der
stationären Betreuung entlassen.

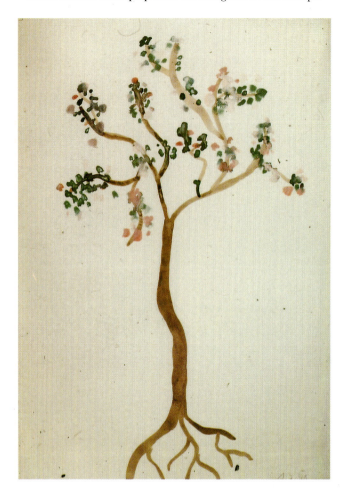

Abb. 106

Im Rahmen der nachfolgenden ambulanten Betreuung gelingt es Eva, einen Ablösungsprozeß von ihrer Familie einzuleiten und selbstverantwortlich ihr Leben in die Hand zu nehmen. Ausdruck für diese Entwicklung ist das 2 Monate nach der Entlassung gemalte Bild (Abb. 108).

Abb. 108. Das Bild ist in hellen Farben gemalt (orange-rot-gelb). Im Zentrum von zwei Kreisen steht Eva aufrecht mit ausgebreiteten Armen in offener Haltung. Sie betitelt das Bild: „Frei sein". Sie erlebt sich im Zentrum ihrer neu gewonnen „Lebenskreise" offen und frei.

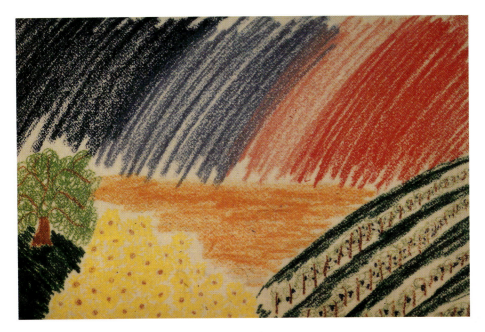

Abb. 107

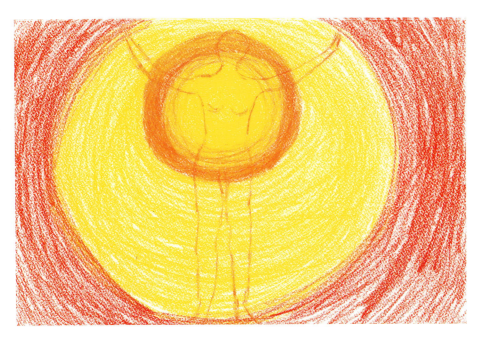

Abb. 108

Einzeltherapie

In der Einzeltherapie schildert Eva zunächst ihre Schuld- und Insuffizienzgefühle, ihre bedrohliche, trostlose innere Welt, in der sie sich ständig für
kleinste Unregelmäßigkeiten oder Fehler verurteilen oder verdammen mußte.
In ihrer Depression fühlt sie sich hilflos bösen Mächten ausgeliefert, die sie
wegen ihres „unwürdigen Lebenswandels", wie sie wahnhaft phantasiert, zu
einem gewaltsamen Tod verdammen (siehe Abb. 103).

Dies drückt sich auch in einem sich häufig wiederholenden fixierten
Traum aus (Traum 1): Sie begegnet einer Gruppe Jugendlicher, die vom
Teufel besessen waren. Sie versucht zunächst, diese Jugendlichen zu beke-
ren, jedoch wird sie durch diese mit dem Bösen infiziert und sogar schwanger. Unter größten Schmerzen gebiert Eva den „Antichrist" und wird damit
zur Mutter des Bösen in der Welt. Öffentlich muß sie der Welt gegenüber-
treten und mitteilen, daß sie das Böse in die Welt gebracht hat und damit
die ganze Welt zum Untergang bestimmt sei. Aus diesem Traum erwacht Eva
jeweils unter schwersten Schuldgefühlen und glaubt in diesem Traum ein
Zeichen für ihre tiefe innere Schlechtigkeit zu erkennen. In der Besprechung dieses Traumes erinnert sich Eva an die Ohnmacht und Angstgefühle
ihrer Kindheit, die von aggressiven, gegen ihre Eltern gerichteten Phantasien begleitet waren.

Das therapeutische Klima vermittelt Eva zunehmend Schutz und Geborgenheit, was sich auch in der Abnahme der Intensität und Bedrohlichkeit ihrer
Alpträume niederschlägt: Sie wird zwar weiterhin in ihren Träumen vom
Satan, dem Inbegriff des Bösen, verfolgt, aber dieser kann sie nicht mehr
erreichen und auch nicht mehr vernichten. Es treten Menschen auf, die sich
schützend vor sie stellen und so vor dieser Verfolgung retten.

Parallel zu diesen Träumen entwickelte sich während des stationären Aufenthaltes ein zweiter fixierter Traum (Traum 2): Eva wird von einem riesigen,
schwarzen und blutigen Satan verfolgt. Plötzlich jedoch bleibt sie stehen,
dreht sich um und fragt, wer er denn sei. In diesem Moment verwandelt sich
das Ungeheuer in einen schönen, jungen Mann, der zu ihr sagt: „Ich bin Du."
Dieser Mann zeigt ihr Märchenfiguren und sagt ihr: „Ihre Eigenschaften sind
auch deine." Von diesem jungen Mann kann sie sich nur schwer trennen. Er
verläßt sie mit der Botschaft, er müsse ja wieder in ihren Körper zurückkehren.

Eva interpretiert den in diesem Traum auftretenden Satan als die sie
verfolgenden Schuld- und Insuffizienzgefühle. Sie stellen verleugnete Anteile
ihrer Persönlichkeit dar, denen sie sich in diesem Traum zuwendet und mit
denen sie sich konfrontiert.

In der Konfrontation mit ihnen verlieren diese Anteile ihre bedrohliche
Gestalt und eröffnen ihr über die im Traum gezeigten Märchenfiguren
Zugang zu den vielfältigen Aspekten ihrer Persönlichkeit. So kann Eva die
sie verfolgenden Mächte langsam als Teil ihres Selbst identifizieren (siehe
Abb. 104) und als Teil ihres Lebenskontextes verstehen.

Eva distanziert sich in dieser Phase von ihren Suizidtendenzen. Ihre Einstellung zu ihren Träumen hat sich ebenfalls massiv geändert. Hatte sie in den

letzten Wochen und Monaten Angst davor, schlafen zu gehen und Alpträume befürchtet, so sieht sie nun ihren Träumen mit einem gewissen Interesse entgegen.

Die internalisierten Angst- und Schuldgefühle werden nun Thema in den folgenden Einzeltherapiestunden. In einem von ihr entwickelten, katathymen Bild (begleiteter Tagtraum) setzt sich Eva mit dieser Problematik auseinander: Sie erlebt ihr „Körperinneres" als schweren, schwarzen Würfel, der sie völlig ausfüllt und der sie schließlich zu einem Stein erstarren läßt. Ihr Herz hört auf zu schlagen. Aus diesem Würfel kriechen Schlangen, die Eva vernichten wollen. Plötzlich sieht sie ein Licht, das sie von innen her erleuchtet und aus ihrer Erstarrung befreit. Die Schlangen verschwinden. Ihr Herz beginnt wieder zu schlagen – sie wird wieder lebendig.

In der Nachbesprechung dieses katathymen Bildes spricht Eva über ihre Erfahrung in der Konfrontation mit ihren schweren Angstgefühlen. Sie hat sich ihren Ängsten gestellt, konnte sie ertragen, durch sie durchgehen, und konnte schließlich „Licht und Wärme" in einem Prozeß des Lebendigwerdens erleben.

Eva wird im Laufe des Therapieprozesses immer stärker bewußt, daß sie sich, so lange sie in Abhängigkeit, angepaßt an die eigenen Perfektheitsansprüche und die Anforderungen der Familie, verharrte, als „Gute" erlebte, während eigene Strebungen, d.h. Autonomiewünsche, mit Liebesentzug bestraft wurden und sie sich als „Böse" erleben mußte. Indem sie zunehmend für dieses Verhalten sensibilisiert wurde, konnte sie es wagen, neue Strategien in Richtung Autonomie zu entwickeln und so ihr eigenes Leben „lebendig" gestalten.

In ihrem ersten Bild (Abb. 101) bringt die Patientin, mit gerade noch erkennbaren Bleistiftstrichen, nur eine Ecke der Bildfläche ausnützend, ihre Abkehr und Abwendung vom Leben, ihre „Angst des Nicht-leben-Könnens", auch formal zum Ausdruck – das Daniederliegen des Selbstwertgefühles, nach Kohut (1971) Ausdruck einer narzißtischen Störung, wird in diesem Bild sichtbar.

Erst als sich die Patientin in der therapeutischen Beziehung gestützt und getragen fühlen konnte, ihr „Mut zur Depression gemacht wurde" (Gebsattel, 1964, S. 217), ist sie in der Lage, sich ihrer mit Grauen erfüllten, wahnhaften Innenwelt zu stellen, sich dem Therapeuten und der Gruppe mitzuteilen und damit auch ihr Leid zu teilen. In einem kathartischen Prozeß kann sie sich ihrem Schmerz öffnen.

In ihrem zweiten Bild (Abb. 102) füllt die Patientin in expressiver Weise die Bildfläche mit schwarzer Ölkreide aus und bringt gleichzeitig die wahnhaft erlebte Bedrohung durch äußere Mächte zum Ausdruck. Die existentielle Bedrohung verdichtet sich in dramatischer Weise in einer Hinrichtungsszene (Abb. 103) und in Traum 1. In diesen Bildern ist das hilflose „Ich" der Patientin einem grausamen, strafenden „Über-Ich" ausgeliefert. Die aus einer „Angst des Nicht-Könnens" sich entwickelnden Ohnmachtsgefühle (v. Gebsattel, 1964) werden als bedrohliche, existenzzerstörende Mächte (Abb. 102, 103) erlebt.

In der Bearbeitung des externalisierten Konfliktmaterials gelingt es der Patientin, die nach außen projizierten bedrohlichen Anteile als Teil ihrer selbst wahrzunehmen (Abb. 104, Traum 2). In der Folge wird der Patientin ihre sich ihrer persönlichen Entfaltung entgegenwirkende „Haltung" bewußt. Diese manifestiert sich immer wieder in den ihren Abhängigkeitsbedürfnissen widerstrebenden Autonomieansprüchen (Abb. 105).

Die schließlich einsetzende Stimmungsaufhellung und narzißtische Stärkung, das aufkeimende „Wieder-leben-Können", symbolisiert die Patientin in Abb. 106 in einem zart aufblühenden, zentral im Bild stehenden Mandelbäumchen. In diesem Bild stellt sich die Patientin nicht mehr bedroht dar, aber auf leerem Hintergrund, gleichsam noch in der „Luft hängend", noch nicht in einem neuen Lebenskontext eingebettet. Nachdem die Patientin ihre in der Melancholie erlebten, existenziellen Angst- und Bedrohungsgefühle als Teile ihrer intrapsychischen Konflikte wahrnehmen, ertragen und schließlich bearbeitbar erlebte, wagte sie, sich immer intensiver mit ihren Ängsten zu konfrontieren. Der Patientin gelingt schließlich der Durchbruch aus dem Gefängnis ihrer Angst (Katathymes Bild) in eine ihr nun freundlich und hell erscheinenden Welt. Überschwenglich drückt die Patientin ihre neugewonnene Freiheit und Lebendigkeit, in einem als „Seelenlandschaft" betitelten Bild aus (Abb. 107). Sie verwendet nun eine kräftige, bunte Farbpalette und füllt mit schwungvollen Linien und grellen Farben die ganze Bildfläche aus. Die Patientin kann nach ihrer Entlassung ihre Lebenskreise neu erleben, sie annehmend und selbst gestaltend. Aus dem verängstigten, hilflosen Kind ist eine sich autonom erlebende, dem Leben zugewandte Person geworden. Die in der Melancholie erlebte Ich-Verarmung ist einer auch im Bild sichtbaren Ich-Stärkung gewichen (Freud, 1917).

Psychodynamisch beachtenswert erscheint im vorliegenden Fall der Umstand, daß der Konflikt der Eltern und die dadurch in der Patientin hervorgerufene Verunsicherung in der Folge zu einer Neustrukturierung der Familie führte, in der alle Beteiligten vordergründig Stabilität erreichten. Die neu gewonnene Harmonie kann nur durch ständige Konfliktvermeidung und das Verharren der Patientin in einer symbiotischen Mutterbeziehung erhalten werden. Die Geborgenheit, die die Patientin in dieser Beziehung erlebte, hemmte die Patientin, das Risiko eigener Lebensentfaltung einzugehen. Es scheinen sich hier die Fehlhaltung und die pathogene Familiensituation gegenseitig in einem Rückkoppelungskreis verstärkt und zu einem Muster verwoben haben, sodaß intrapsychische und interpsychische Konflikte durch die Neustrukturierung des Systems abgewehrt werden können. Das hat jedoch zur Folge, daß die Fähigkeit, Konflikte zu lösen, geringer wird.

Anforderungen im Rahmen der Persönlichkeitsentwicklung oder von seiten der Umwelt können so in einen depressiven Zusammenbruch münden. Die Unfähigkeit, den Konflikt zwischen Abhängigkeitwünschen und sich zaghaft entwickelnden Autonomiebestrebungen zu ertragen bzw. zu lösen, führte die Patientin immer wieder in die Sackgasse der Depression.

8.2 Lisa, Opfer einer Vergewaltigung

Lisa, eine 28jährige Patientin, kommt nach einem Suizidversuch durch eine Medikamentenintoxikation zur Aufnahme an unsere Abteilung. Die Patientin leidet seit ca. 4 Monaten unter schweren Ein- und Durchschlafstörungen. Intermittierend treten panikartige Angstzuständen, verbunden mit innerer Unruhe, Weinerlichkeit und heftigen Suizidimpulsen auf. Eine hausärztliche Behandlung mit Antidepressiva brachte keine Besserung. Die Patientin fühlte sich schließlich nicht mehr arbeitsfähig.

Zur Sozialanamnese: Lisa ist die einzige Tochter einer Hausfrau und eines Technikers. Sie erinnert eine weitgehend harmonische Kindheit, in der ein enger Kontakt zur Mutter bestand. Zum Vater, der häufig aus beruflichen Gründen abwesend war und ungeduldig, kritisierend erlebt wurde, hatte die Patientin eine eher kühle Beziehung. Lisa besuchte die Volks- und Mittelschule und absolvierte auch das Studium mit gutem Erfolg. In ihrem Beruf ist sie tüchtig und anerkannt.

Lisa ist seit knapp einem Jahr verheiratet. Trotz einer gut funktionierenden Partnerbeziehung leidet die Patientin unter Störungen im Erleben ihrer Sexualität. Auch in einer zunehmenden beruflichen Überlastung vermutet Lisa Wurzeln ihrer derzeitigen psychischen Schwierigkeiten.

Therapieverlauf

Die Patientin war 3 Wochen in stationärer Behandlung. In dieser Zeit des stationären Aufenthaltes nahm Lisa 2mal wöchentlich an der Malgruppentherapie teil, parallel dazu wurden 2–3mal wöchentlich analytisch orientierte Einzelgespräche geführt, in denen das in der Malgruppe gesammelte Material auf- bzw. durchgearbeitet werden konnte. Die pharmakologische Therapie erfolgte mit Trimipramin (3×50 mg). Im Anschluß an den stationären Aufenthalt wurde eine ambulante Therapie für die Dauer von 12 Wochen 1mal wöchentlich durchgeführt.

Therapieprozeß im Verlauf der Integrativen Maltherapie

Lisa steht der Malgruppentherapie zunächst skeptisch gegenüber. Bereits in der ersten Malgruppenstunde fühlt sie sich jedoch zutiefst erschüttert. In der Entspannungsphase tauchte plötzlich ein Ereignis auf, von dem sie glaubte, es längst vergessen zu haben.

Abb. 109. Sie malt sich wie einen Embryo von Schutzhüllen umgeben. Die äußerste Hülle erscheint starr. Ein roter Pfeil durchbricht wie ein Blitz die Schutzschalen und trifft mitten ins Herz. Lisa kann sich diesem „Gedankenblitz" – wie sie diesen Pfeil nennt – nicht mehr entziehen. Im Anschluß an diese Malgruppentherapiestunde berichtet die Patientin unter schweren Schamge-

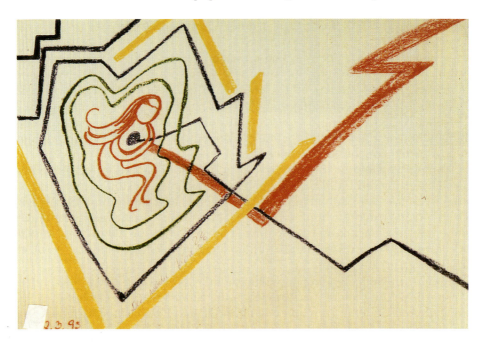

Abb. 109

fühlen von einem traumatischen Ereignis, das bereits einige Jahre zurückliegt. Lisa wurde damals durch einen Mitbewohner einer Studenten-WG auf sadistische Weise vergewaltigt. Scham- und Schuldgefühle, die für viele Opfer typisch sind, hinderten Lisa daran, sich jemandem mitzuteilen.

Abb. 110. In der zweiten Malgruppensitzung malt Lisa einen roten Ring, der von Flammen umgeben ist und aus dessen Zentrum schwarze Flüssigkeit tropft. „Mein Innerstes hat sich geöffnet und Gift tropft daraus hervor", kommentiert Lisa diese Zeichnung.

In dieser Phase kann sich Lisa der Vergewaltigung emotional annähern – dabei wird sie immer wieder von schweren Angstgefühlen überflutet. Alpträume, die Verfolgung und Verletzung zumThema haben, quälen sie.

Abb. 111. In diesem Bild setzt sich Lisa, nun in weitgehend realistischer Weise, mit dem traumatischen Ereignis der Vergewaltigung auseinander. Sie malt sich zusammengekauert in der Mitte des Bildes – zahlreiche Messerklingen dringen auf sie ein. Der Vergewaltiger steht ihr gegenüber. Das Gefühl, von ihm überwältigt zu sein, drückt sich in der Vervielfältigung dieser Person aus, die die Patientin von allen Seiten einkreist.

Nachdem Lisa sich noch einmal mit dem traumatischen Ereignis der Vergewaltigung auf Bildebene konfrontiert und damit distanziert hatte, kam es zu einer deutlichen emotionalen Entlastung und Angstlösung. Dies drückt Lisa auch im folgenden Bild aus:

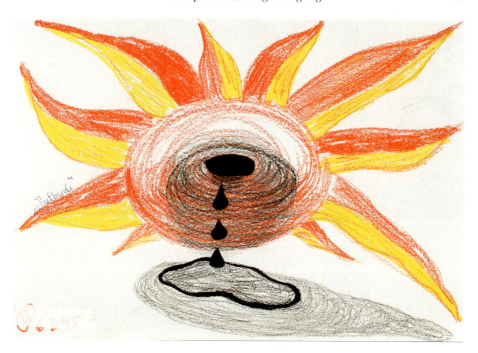

Abb. 110

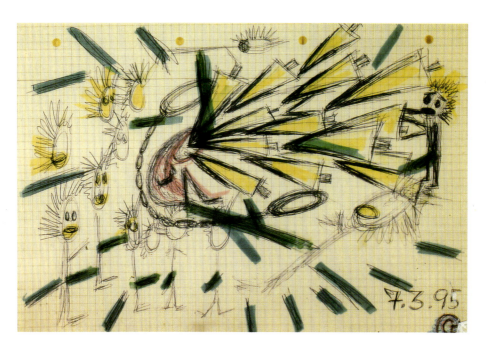

Abb. 111

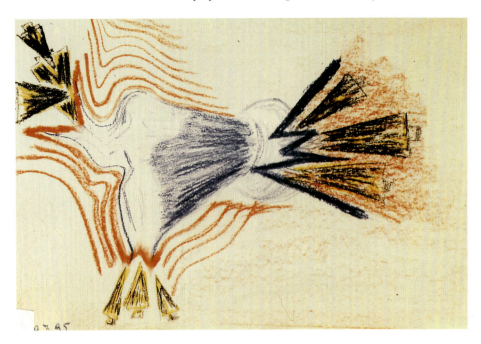

Abb. 112

Abb. 112. Lisa malt sich in der Mitte des Bildes als eine Figur mit offenen Armen. Rote und blaue Linien scheinen Messerklingen, die von drei Seiten auf sie eindringen, abzuweisen. In der Besprechung des Bildes meint Lisa, sie habe einen großen Teil ihrer Angst weit von sich wegrücken können – symbolisiert durch die blauen Linien bzw. Felder, die vor allem die linke Körperhälfte schützen und einen angstfreien Raum symbolisieren sollen. Lisa meint dazu, sie habe das Gefühl, wieder „innere Gestalt" annehmen zu können, sich wieder als „Mensch" zu fühlen.

Nach einer kurzfristigen Aufhellung der Stimmungslage wird Lisa neuerlich von massiven Angstzuständen überflutet, heftige Suizidimpulse überschwemmen sie. Lisa hat keinen rationalen Zugang zu dieser Angst, fühlt sich ihr hilflos ausgeliefert. Sie sitzt während der Therapiestunde in sich zusammengekauert, das Gesicht in den Händen vergraben, weint verzweifelt und macht den Eindruck eines Kleinkindes, das sich fürchtet. In dieser Therapiephase beginnt sich Lisa mit Kindheitserinnerungen auseinanderzusetzen.

Abb. 113. Lisa malt sich in der Mitte als kleines, hilfloses Kind in sich zusammengekauert. Dieses Kind richtet sich langsam zu einer großen, die „erwachsene" Frau symbolisierende Figur auf. Zwei riesige, schwarze Hände greifen nach dem Kind – eine ist zur Faust geballt. Schwarze Pfeile bedrohen das Kind und dringen auf es ein – flammenartige, rote Zungen vermitteln den

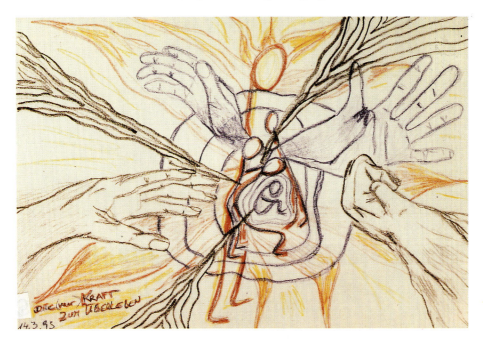

Abb. 113

Eindruck eines bedrohlichen Feuers bzw. Brandherdes. In der oberen Hälfte des Bildes strecken sich zwei blau gezeichnete Hände aus, die Lisa als ihre eigenen, hilfesuchenden Hände deutet.

Unter großen Scham- und Schuldgefühlen berichtet Lisa von Erinnerungen, „die nicht sein dürfen" – wie sie sagt. Diese Erinnerungen beziehen sich auf Mißbrauchserlebnisse zwischen dem 4. und 6. Lebensjahr durch ihren Vater, mit dem sie immer wieder Wochenenden allein verbracht hatte.

In der Folge wird Lisa angeleitet, sich diesem verängstigten Kind, das sie damals war, in ihrer Phantasie zu nähern und nun als Erwachsene dieses Kind zu schützen und zu stützen. Es gelingt Lisa, sich auf diese Weise der traumatischen Situation anzunähern, wobei sie gleichzeitig eine „Schutzfigur" an ihrer Seite als „Ich-Stützung" phantasiert. Dies führt zu einer deutlichen Abnahme der Angstgefühle.

Abb. 114. Im nächsten Malgruppenbild malt sich Lisa als Kind, das von mächtigen Händen aus einem Feuer, das ihre Angst- und Vernichtungsgefühle symbolisiert, herausgehoben wird. Mit den helfenden Hände identifiziert sie ihre eigene Kraft, aber auch die therapeutische Situation. Scharfe Messerspitzen symbolisieren Verletzungen aus der Vergangenheit. Sie sind durch eine dicke blaue Linie abgegrenzt und haben ihre angstmachende Kraft, wie Lisa glaubt, verloren. Lisa betitelt das Bild „Hoffnung".

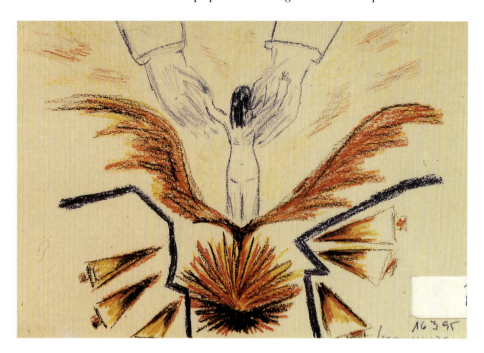

Abb. 114

In den folgenden Tagen kommt es zu einer raschen und stabilen Rückbildung der Angst- und Panikzustände. Lisa fühlt sich subjektiv wohl. Sie glaubt, ihre traumatischen Erinnerungen hinter sich gelassen zu haben und sich nun befreit ihrem eigentlichen Leben zuwenden zu können.

Abb. 115. Vor der Entlassung aus dem Krankenhaus malt Lisa ein zartes Blumenbild auf einem hellen, sternförmigen Hintergrund. Die Blüten stellen Entwicklungen von einer beschädigen Blume über Knospen bis zur Entfaltung dar.

Sie wird einige Tage später nach Hause entlassen und in wöchentlichen Abständen ambulant weiterbetreut. Ca. drei Wochen nach der Entlassung werden die traumatisierenden Erfahrungen der Kindheit durch den plötzlichen und unerwarteten Tod der Mutter der Patientin neuerlich aktualisiert. Lisa reagiert mit einer schweren depressiven Verstimmung, verbunden mit Todessehnsucht und Suizidphantasien. – Ohnmachtsgefühle und die Angst, dem Schicksal ausgeliefert zu sein, quälen sie, und es kommt zu einer deutlichen Zunahme der panischen Angstzustände.

Eine neuerliche stationäre Aufnahme lehnt Lisa aus beruflichen Gründen ab. Sie beginnt jedoch in dieser Phase fast täglich ihre Gefühle, Ängste und Phantasien zu Papier zu bringen und kann sich so immer wieder von ihren belastenden Gefühlen distanzieren. Lisa bringt diese Zeichnungen in die ambulante Therapie mit, um sie mit einem mitfühlenden Gegenüber zu besprechen und durchzuarbeiten.

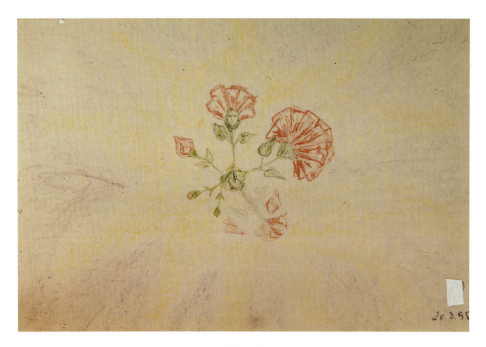

Abb. 115

Es entstehen Zyklen von Bildfolgen, in denen Depression, Verzweiflung und Ohnmacht, die im Bild erscheinen, von dem Versuch abgelöst werden, mit diesen Gefühlen auf Bildebene kreativ umzugehen, sie zu vernichten, um schließlich in ein „Lösungsbild" zu münden.

Abb. 116. In diesem Bild kämpft Lisa gegen ihre starken Suizidimpulse. Sie malt sich, bereits in einem Sarg liegend. Verzweifelt versucht sie zu verhindern, daß der Sargdeckel von der mächtigen Hand, die ihre Suizidphantasien symbolisiert, geschlossen wird.

Abb. 117. „Der Höllenstrudel" wird diese Zeichnung von Lisa betitelt. Angst und Depression drohen Lisa in einem schwarzen Strudel in die Tiefe zu reißen und in einem Feuer von Angst- und Schuldgefühlen zu vernichten.

In immer intensiveren, eindruckvollen Bildern malt Lisa Ohnmacht, Einsamkeit und Verzweiflung, versucht, ihren panikartigen Ängste Gestalt zu verleihen, sie festzuhalten und damit zu „bannen".

Abb. 118. Die Angst wird hier als aggressiv rot gemalter Raubvogel dargestellt, der auf die nackte, wehrlose Gestalt der Patientin niederstößt. Diese Darstellung weist wohl wieder auf die traumatischen Erfahrungen in der Kindheit hin.

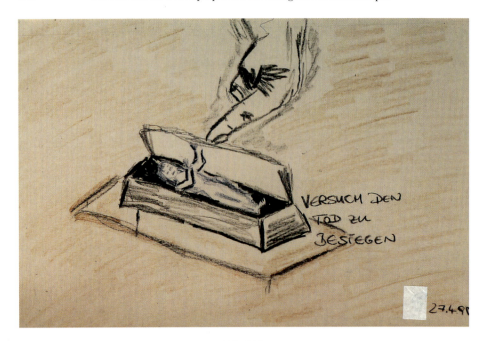

Abb. 116

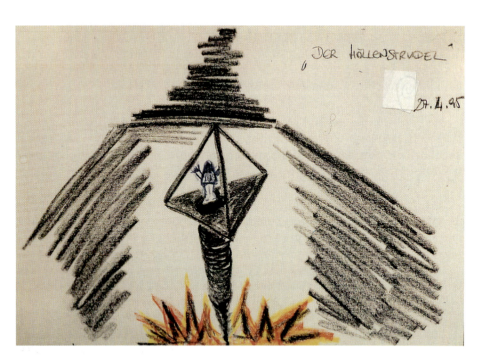

Abb. 117

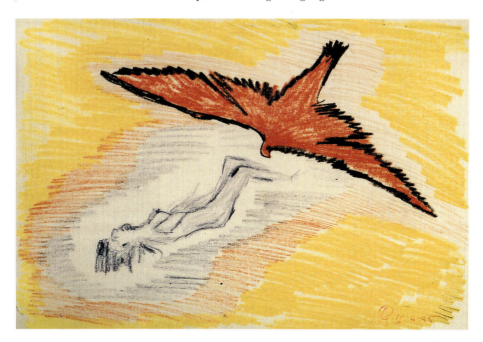

Abb. 118

Abb. 119. Eine dunkle Spirale aus Angst und Verzweiflung drücken Lisa in die Tiefe, während gleichzeitig eine bedrohliche Hand nach ihr greift. Immer wieder fragt sich Lisa – schreibt es auch auf das Bild – „Was läßt mich nicht leben?"

Die folgenden Zeichnungen sind Versuche, auf Bildebene mit der Angst umzugehen:

Abb. 120. Lisa versinkt in einem schwarzen Tunnel der Vernichtung – doch starke Hände strecken sich ihr entgegen, um sie zu retten. Die stabile therapeutische Beziehung stellt für Lisa einen „Hoffnungsanker" dar.

Abb. 121. In diesem Bild wird sich Lisa ihrer eigenen Ressourcen bewußt und zeichnet ein loderndes Feuer, in dem sie nun ihre Angst – dargestellt als schwarzer, alles verschlingender Trichter – verbrennt.

Lisa fühlt sich anschließend deutlich erleichtert und drückt dies auch im folgenden Bild aus:

Abb. 122. Eine Blumenwiese – deutlich kräftiger und bunter gemalt als das Bild vor der Entlassung – zeigt die Stimmungsaufhellung. Die kräftige Rosenknospe in der Mitte des Bildes symbolisiert potentiell neue Möglichkeiten der Entfaltung.

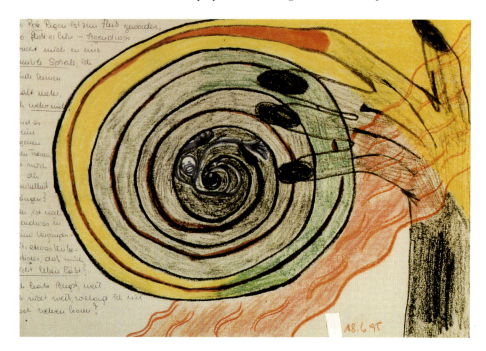

Abb. 119

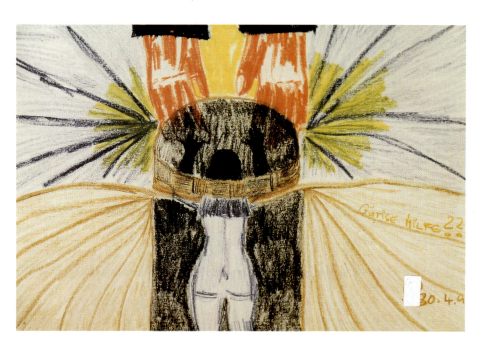

Abb. 120

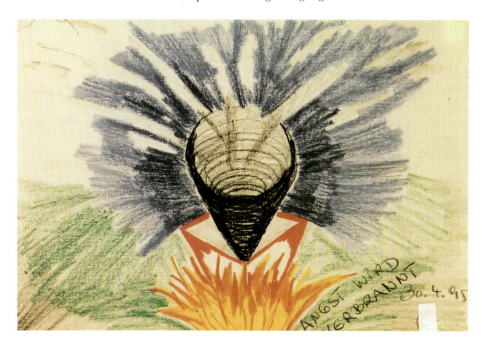

Abb. 121

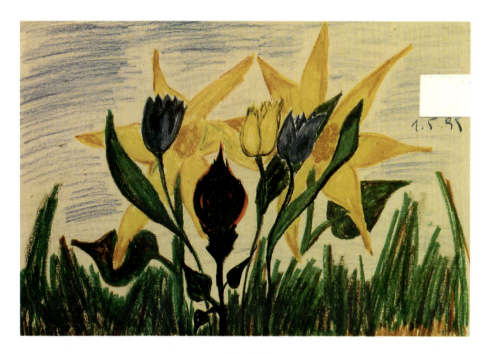

Abb. 122

Ausgehend von dieser Darstellung (Abb. 122), beginnt Lisa, sich mit der weiblichen Seite ihrer Identität zu befassen, ungelebte Wünsche, Sehnsucht nach Nähe und Geborgenheit werden bewußt. In dieser Phase tritt die Beziehung zu ihrem Partner in den Mittelpunkt ihres Interesses. Lisa, nun von „alten Lasten" weitgehend distanziert, wendet sich in einer neuen Form, als „erwachsene Frau", ihrem Mann zu. In langen Gesprächen teilt sie ihre Erfahrungen, Gefühle und Wünsche mit, und es entsteht ein intensiver, lebendiger Kontakt zwischen den Eheleuten. Lisa erfährt erstmals Geborgenheit und tiefes Vertrauen bei ihrem Mann.

Abb. 123. Dieses Gefühl von Geborgenheit und Nähe findet in diesem Bild einen lebendigen Ausdruck. Auf dem in warmen Farben – gelb, orange, rot – gemalten Hintergrund umarmen sich die beiden Partner.

Das Zeichnen erlebte Lisa immer wieder als neue Zugangsmöglichkeit zu ihren z.T. verdrängten Erinnerungen und Gefühlen. Gleichzeitig kommt das Sich-Ausdrücken im Bild einem Dammbau gegen die sie überflutenden Ängste gleich. Lisa lernt auf Bildebene in immer neuen Varianten, kreativ mit ihren Ängsten umzugehen, Distanz zu schaffen. Anhand der Bilder können dann in der Einzeltherapie die traumatisierenden Mißbrauchs- bzw. Vergewaltigungserlebnisse sowie parallel dazu auch zwei weitere Problemkreise – die Ablösungsproblematik von der Mutter und die Partnerbeziehung, die eng mit der weiblichen Identitätsproblematik verknüpft war – besprochen und bearbeitet werden.

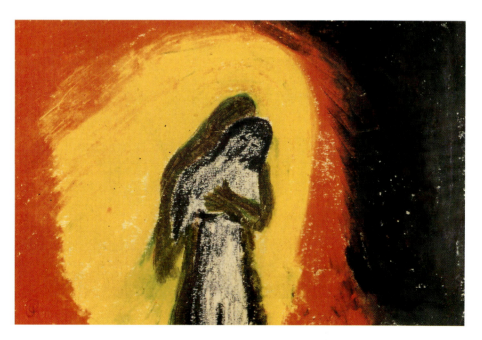

Abb. 123

So setzt sich Lisa im Rahmen der Einzeltherapie auch mit dem Tod der Mutter auseinander. Während sie langsam den schmerzhaften Ablösungsprozeß vollzieht, beginnt sie sich in einem zweiten Schritt auch mit ihrer Weiblichkeit und ihrer Beziehung zu ihrem Mann auseinandersetzen Sie lernt ihre Wünsche und Sehnsüchte zu artikulieren und wird schließlich frei für eine angstfreie, vertrauensvolle Partnerbeziehung.

8.3 Roswitha, sexueller Mißbrauch im Kindesalter

Roswitha, eine 28jährige Patientin, kommt mit den Symptomen einer schweren depressiven Verstimmung zur stationären Aufnahme an unsere Abteilung. Sie leidet seit ca. 2 Jahren immer wieder unter depressiven Verstimmungen, die sich in den letzten Monaten vor der stationären Aufnahme intensivierten. Zusätzlich kommt es gehäuft zu „Anfällen", in denen die Patientin plötzlich von Gefühlen der Ohnmacht, Hilflosigkeit und schwerer Angst überschwemmt wird. Gleichzeitig treten dabei Schwindelgefühle, Erbrechen und Bewußtlosigkeit auf. Diese Anfälle treten seit Jahren sporadisch auf, häuften sich aber zuletzt, sodaß die Patientin nicht mehr arbeitsfähig war.

Zur Psychodynamik

Die Patientin hat noch einen um 5 Jahre älteren Bruder und zwei Stiefgeschwister. Im 3. Lebensjahr der Patientin kommt es zur Scheidung der Eltern. Die Patientin erinnert sich an einen gewalttätiger Vater, der die Familie immer wieder bedrohte und deswegen auch gerichtlich belangt wurde. Die Mutter führte später den Haushalt einer wohlhabenden Familie und wurde von dieser adoptiert. Als die Patientin 7 Jahre alt war, heiratete die Mutter neuerlich.

Die Patientin besuchte die Volksschule, Hauptschule und schloß die Frauenfachschule mit Matura ab. Sie arbeitet seit einigen Jahren erfolgreich in einer Bäckerei als Geschäftsführerin.

Therapieverlauf

Die Patientin war 7 Wochen in stationärer Behandlung. In dieser Zeit des stationären Aufenthaltes nahm Roswitha 2mal wöchentlich an der Malgruppentherapie teil, parallel dazu wurden 2mal wöchentlich Einzelgespräche geführt. In der existenzanalytisch orientierten Einzeltherapie erfolgte die Aufarbeitung bzw. Durcharbeitung des in der Malgruppe gesammelten Materials.

Pharmakotherapeutisch wurde Roswitha mit Fluoxetin (20 mg) sowie Dixyrazin (25 mg abends) behandelt. Fluoxetin wurde als Langzeittherapie weitergegeben.

Zum Zeitpunkt der Entlassung ist es zum Sistieren der psychogenen Anfälle gekommen. Roswitha hatte Zugang zu abgespaltenem Erleben und Einsicht in ihre pathologischen Reaktionsmuster gewinnen können. Damit wurde der Weg zu innerer Wandlung und neuen, adäquateren Verhaltensweisen frei, deren Einübung im sozialen Umfeld über ambulante Kontakte unterstützt wurden.

Roswitha hat gelernt, sich klarer gegenüber Forderungen ihrer Umwelt abzugrenzen und ihre eigenen Interessen zu vertreten. Mit sporadisch auftretenden Angstzuständen kann Rosmitha konstruktiv umgehen, ohne in Panik zu verfallen. Die Patientin konnte sich wieder vollständig beruflich und sozial integrieren.

Therapieprozeß im Verlauf der Integrativen Maltherapie

In der Einzeltherapie beginnt sich die Patientin zunächst mit traumatisierenden Erinnerungen aus ihrer Kindheit auseinanderzusetzen. Sie betreffen zunächst ihren leiblichen Vater, einen aggressiven, gewalttätigen Mann. Für Roswitha war dies eine Zeit der Angst und des Schreckens. Ihr älterer Bruder und sie wurden während massiver Auseinandersetzungen zwischen den Eltern immer wieder in einen Keller eingesperrt, ihrer panischen Angst ausgeliefert. Es war ein dunkler, feuchter Keller mit einem schwarzen Kohlenhaufen. Das Kind hockte dort unten in ängstlicher Starre und glaubte, die Zeit würde hier nie zu Ende gehen. In ihrer Erzählung kommt sie an dieses Kind, das sie einmal war, nicht heran, sie spürt jedoch, daß sie dieses Kind in der Therapie „aus dem Keller" holen, d.h. sich ihm emotional annähern muß.

In den Bildern der Malgruppe finden diese Erinnerungen rasch ihren Niederschlag:

Abb. 124. Roswitha malt sich in einer Ecke eines dunklen Kellergewölbes kauernd, die Hände vor das Gesicht geschlagen, nichts sehend und nichts hörend. Im Vordergrund sieht man den Hinterkopf der Patientin – sie betritt nun als erwachsene Frau diese Erinnerungsszene.

Roswitha erinnert sich genau, wie sie eingesperrt, ihrer Angst und Verzweiflung hilflos ausgeliefert war. In der Gruppensituation fühlt sich die Patientin geborgen und erlebt ein Gefühl der Erleichterung, indem sie ihr Drama mitteilt – andere mitanschauen und mitfühlen können.

Abb. 125. Roswitha malt eine aus einem Nebel auftauchende Pistole, aus der das Blut tropft. Das Opfer – sie selbst – sei zu Tode getroffen.

In diesem Zusammenhang berichtet die Patientin von sexuellen Mißbrauchserlebnissen mit ihrem Stiefvater zwischen dem 8.und 12. Lebensjahr. Diese Erinnerungen sind mit schweren Scham- und Schuldgefühlen verbun-

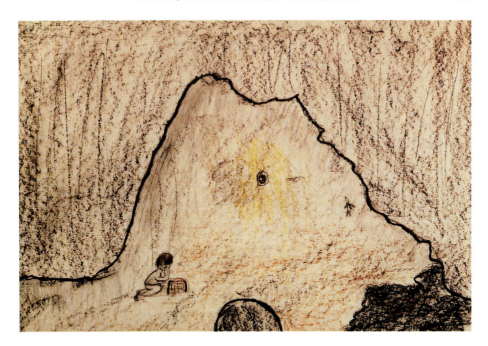

Abb. 124

den. Roswitha war in einem schweren Loyalitätskonflikt mit ihrer Mutter. Sie befürchtete, die Mutter, die gerade wieder schwanger war, würde ihren Mann verlieren, würde Roswitha „alles" erzählen. Gleichzeitig fühlte sie sich auch von ihrer Mutter, die zwar „etwas" ahnte, jedoch das Geschehen verharmloste und verleugnete, verraten und in ihrer Not alleingelassen.

Abb. 126. Roswitha malt sich in einem schwarzen Sumpf aus Angst, Verzweiflung und Ohnmacht versinkend. Eine rettende Hand streckt sich ihr entgegen. Sie fragt sich bei der Besprechung, ob sie das Therapieangebot, das die helfende Hand symbolisiert, ergreifen können wird.

In der Einzeltherapie wird die Patientin angehalten, ihre Fähigkeit zur „Abspaltung" zu nützen und nun als Erwachsene sich diesem verunsicherten, kleinen Kind in ihrer Phantasie zu nähern und es zu schützen.
Intermittierend treten nun auch Flash-back-Erlebnisse auf, in denen die Patientin vorwiegend die Mißbrauchszenen aus der Zeit zwischen dem 8. und 12. Lebensjahres erinnert. Die begleitenden Gefühle sind panikartige Angst – ein dunkler Sog, der sie in ein abgrundtiefes Loch der Verzweiflung stürzt. Diese Gefühle veranschaulicht die Patientin in dem folgenden Bild.

Abb. 127. Hier stellt Roswitha sich in ihrer verzweifelten Erlebenssituation angekettet dar: Ein Abgrund, der sie zu verschlingen droht, Ketten, die sie daran hindern zu fliehen. Sie hat große Angst zu fallen.

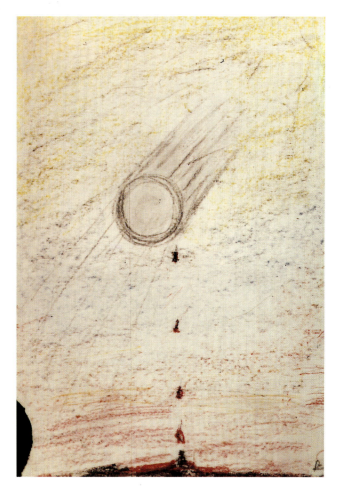

Abb. 125

Auch in den Einzeltherapiestunden „fällt" Roswitha wieder häufig in ihre Anfälle und ist nicht mehr zu erreichen. Sie rollt sich wie ein kleines Kind zusammen, klammert sich ängstlich an Menschen, die in ihrer Nähe sind, weint leise vor sich hin und spricht mit veränderter Stimme, wie ein Kleinkind. Sie selbst nimmt die Umgebung nur mehr schemenhaft wahr. Nach Abklingen dieses bis zu mehreren Stunden dauernden Zustandsbildes gibt die Patientin an, „sie sei nun nicht sie selbst gewesen" – eine „andere" war da. Die Bilder der Erinnerungen überschwemmen sie.

Abb. 128. Der seelische Schmerz hat einen Höhepunkt erreicht: Er explodiert geradezu in ihrem Inneren. Roswitha malt einen schwarz-roten Kreis – eine tiefe Wunde. Ihre innere Verletzung macht sie deutlich, indem sie das Zeichenblatt im Zentrum dieses Kreises durchbohrt. In diesem ag-

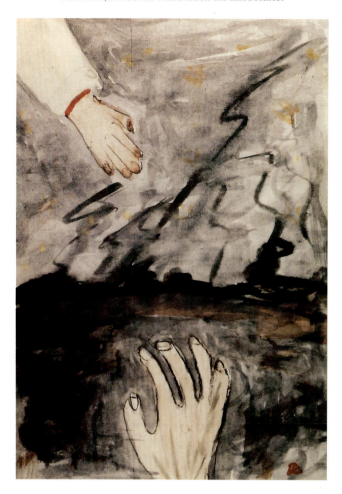

Abb. 126

gressiven Akt treten erstmals auch Wut- und Haßgefühle in das Bewußtsein der Patientin.

Abb. 129. In dieser Zeichnung malt sich Roswitha im Zentrum des Bildes, aus einer tiefen Bewußtlosigkeit erwachend. In der Herzgegend hat sie eine schwere Verletzung. „Trotzdem habe ich überlebt", sagt Roswitha dazu. Eine Hand ist an die Schläfe geführt – so als wollte sie sich an etwas erinnern.
Rund um diese Szene angeordnet, malt sie tatsächliche Erinnerungsbilder, die sie nun sozusagen mit wachem Bewußtsein anschaut und sich gleichzeitig davon distanziert: Sie zeichnet sich als das weinende Kind im Keller – als das verlassene Kind im Kindergarten, wo sie sich immer einsam zurückgezogen hatte –, sie zeichnet eine Figur, die fortläuft vor sich selbst und ihrem Schicksal. Im Zentrum des Bildes befindet sich ein Traumbild, das sie

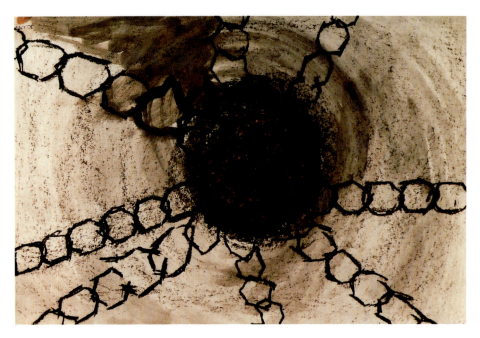

Abb. 127

immer wieder gequält hatte: sie selbst als Leiche, als Mensch, der tödlich verwundet worden ist.

Diesem Bild stellt sie einen Wunschtraum gegenüber: Sie malt ihre Mutter, die sie als kleines Kind zärtlich am Schoß hält, und erinnert damit ihre Sehnsucht nach einer zärtlich, beschützenden Mutterbeziehung.

In der Bearbeitung dieses Bildes entwickelt die Patientin die Gewißheit, nun mit klarem Bewußtsein sich ihrer Entwicklung zuwenden zu können. Sie ist zwar in der Vergangenheit schwer verwundet worden, hat jedoch letztlich innerlich „überlebt". In dieser Therapiephase zielen die Interventionen darauf hin, die positiven und starken Seiten in der Patientin zu stärken und das Augenmerk auf Anteile in ihr zu richten, die „lebendig" sind.

Die Patientin wird nun auch fähig, mit ihrer Mutter über ihre frühkindlichen Erlebnisse im Zusammenhang mit dem gewalttätigen Vater bzw. Stiefvater zu sprechen. Sie erfährt Anteilnahme und Verständnis und erlebt eine Zuwendung, die sie in ihrer Jugend so sehr vermißt hatte. Dies führt zu einer starken seelischen Erleichterung.

Klinisch kommt es in der Folge zu einer deutlichen Abnahme der funktionellen Anfälle.

Abb. 130. Nun malt sich Roswitha in einer dunklen Höhle in mehreren Entwicklungsstadien, vom kleinen Kind über die Jugendliche zur erwachsen werdenden Frau. In allen Stadien hat sie die Hände vors Gesicht geschlagen

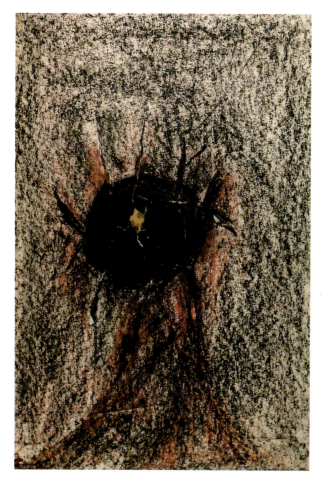

Abb. 128

und weint. Ihr gegenüber sitzt die Therapeutin, die sie auf diesem Weg der
Erkenntnis anteilnehmend begleitet und mit deren Hilfe sie diese Entwicklung vollziehen möchte. Die Höhle öffnet sich zu einem hellen Lichtschein,
der ihr einen Weg hinaus in ein eigenes Leben weist.

Sie betitelt das Bild „Erwachsenwerden unter Tränen". Die Patientin drückt
aus, sich in ihren Schwierigkeiten nicht mehr alleingelassen, sondern beglei-
tet und gestützt zu fühlen. Sie entwickelt nun aktiv Strategien, um mit ihren
Angstzuständen umzugehen, und nimmt wieder Kontakte mit Freunden auf.
Roswitha entwirft zum ersten Mal Zukunftspläne und spürt, daß es Menschen
gibt, die zu ihr stehen und ihr Halt geben.
Im folgenden Bild (Abb. 131) setzt sich Roswitha noch einmal mit ihren
Ohnmachtsgefühlen auseinander.

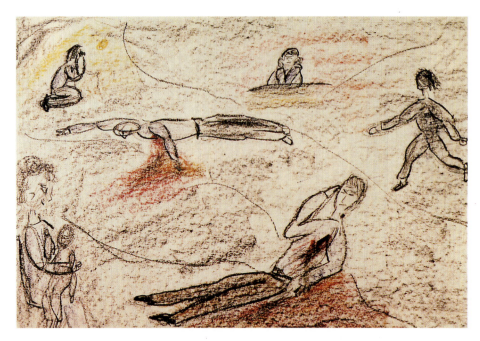

Abb. 129

Abb. 131. Sie malt sich in der Ecke eines Kellerverließes kauernd, bedroht von einem Sensenmann. Die Gitterstäbe erscheinen jedoch bereits auseinandergebogen – draußen scheint ein blauer Himmel.

Die Patientin beginnt nun, ihre Ohnmachtsgefühle auf Bildebene zu überwinden und aggressive Gefühle zuzulassen:

Abb. 132. Roswitha malt sich, wie sie sich schwer verwundet aufrichtet und mit einer Pistole den ihr gegenüberstehenden Angreifer erschießt. In dieser Szene kann sich die Patientin ihrer Wut- und Rachegefühlen bewußt werden und sie auf Bildebene ausleben.

In der Besprechung dieses Bildes gibt die Patientin an, sich erleichtert und befreit zu fühlen. Sie hat die Position ihrer Ohnmacht verlassen und fühlt sich stark genug, auch kommenden Schwierigkeiten in ihrem Leben entgegentreten zu können. Die Anfallssymptomatik ist in dieser Phase völlig verschwunden.

In der Einzeltherapie liegt nun das Schwergewicht auf der Ressourcenarbeit – positive Persönlichkeitsanteile werden verstärkt, Zukunftspläne konkretisiert. Roswitha bekommt wieder das Gefühl, „zu leben" und Boden unter den Füßen zu haben. Die Patientin lernt sich abzugrenzen und sich selbst wichtig zu nehmen.

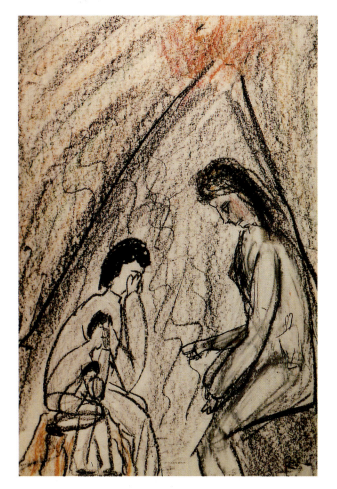

Abb. 130

Abb. 133. Im Abschlußbild zeichnet sich die Patientin Hand in Hand mit einem Kind, einer sonnigen Landschaft entgegenschreitend. Ein Teil ihres Selbst stellt dieses Kind dar, das sie in ihrer Erinnerung verloren und wiedergefunden hat. Dieses Hand-in-Hand-Gehen symbolisiert die Reintegration der abgespaltenen dramatischen Erlebnisse und die Eröffnung neuer Erlebenswelten.

Nach der Entlassung fühlt sich Roswitha zunächst durch die Konfrontation mit der Realität überfordert und es treten noch einzelne Anfälle auf. Stimmungshoch- und -tiefphasen wechseln, und Roswitha hat Mühe, mit neu auftretender Aggression und Wut zurande zu kommen. In der weiteren ambulanten Therapie werden weitere Lebensthemen bearbeitet. Sie ist wieder voll in den Arbeitsprozeß integriert. Die Anfälle sistierten.

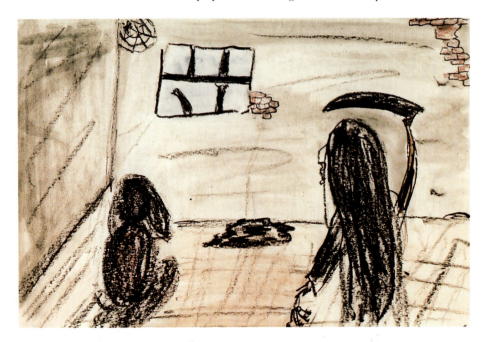

Abb. 131

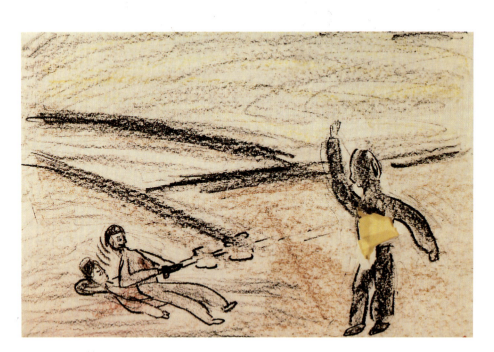

Abb. 132

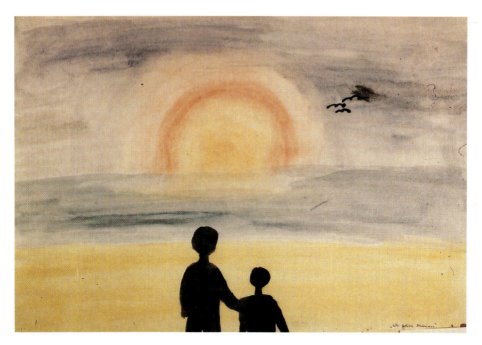

Abb. 133

Der Aufbau einer tragfähigen therapeutischen Beziehung, als erster Schritt in der Therapie, gelang relativ rasch über die Malgruppe, die Rahmenbedingungen für eine Geborgenheit vermittelnde, warme Atmosphäre schafft. In diesem Freiraum gelingt es rasch, Gefühle von Ohnmacht und Angst kathartisch auszudrücken und sich damit gleichzeitig davon zu distanzieren.

In der Folge kam Roswitha über die Bilder, die sie in der Malgruppe verfertigte, ihren inneren Antrieben und Gefühlen immer mehr auf die Spur. Die symbolische Darstellung eines vorbewußten Traumas wird zum Schlüsselbild und führt zu tief abgewehrtem Erleben (Abb. 125). Die aktivierten Gefühle konnten im Hier und Jetzt – in der Malgruppe und in der Einzeltherapie – berarbeitet werden und führten wiederum zu neuen Bildern.

In diesem Prozeß wurden die traumatischen Ereignisse, die z.T. verdrängt und abgespalten worden waren, über die Bildsymbole wieder ins Bewußtsein gehoben, externalisiert. Die von der Patientin geschaffenen Bilder wurden zu einem Gegenüber und die damit verbundenen Erlebnis- und Gefühlsinhalte zugänglich.

Auf Bildebene kann Roswitha sich aktiv mit dem Aggressor auseinandersetzen, ihren Wut-, Haß- und Rachegefühlen Ausdruck verleihen, und ihre Ohnmacht am eigenen Werk durchbrechen (Abb. 132).

Mit dem Gewahrwerden des Ursprungs der eigenen Angst und den Ohnmachtsgefühlen kann sich Roswitha dem geschändeten Kind, das sie einmal war, zuwenden, einen Weg zu ihm suchen, „sich" damit finden und sich in ihrem „Sosein" und ihrem Schicksal annehmen (Abb. 133).

Mit der Aufarbeitung der nicht bewältigten traumatischen Ereignisse in der Kindheit und der damit einhergehenden Integration verleugneter Erlebnisinhalte kam es zu einer kognitiven Neuorientierung, und die Patienten wird frei für neues Leben und Entwicklung.

8.4 Sabine, eine Patientin mit Zwangsneurose

Sabine, eine 25jährige Studentin, war zum Zeitpunkt der Aufnahme hochgradig depressiv und erschöpft. Ein ausgeprägter Waschzwang und zahlreiche Kontrollzwänge standen im Vordergrund, sodaß die Patientin die Wohnung nicht mehr verlassen und ihr Studium nicht mehr weiterführen konnte.

Zur Psychodynamik

Sabine ist die Älteste von 3 Kindern einer Hausfrau und eines Technikers. Die häusliche Atmosphäre wird als äußerst harmonisch geschildert – Streit, auch unter den Geschwistern, war verpönt und wurde mit Liebesentzug bestraft. Rivalität zwischen den Geschwistern durfte nie offen ausgetragen werden. Friedfertigkeit und Harmonie waren objektives Ziel der Erziehung.

In der Schulzeit war Sabine Klassenbeste, hatte jedoch wenig Kontakt zu den Mitschülerinnen und litt unter Isolationsgefühlen. Die Matura schloß sie mit ausgezeichnetem Erfolg ab und begann das Studium der Rechtswissenschaften. Erste sexuelle Beziehungen hatte Sabine erst im 23. Lebensjahr. In dieser Zeit fühlte sie sich durch verschiedene Zwangsrituale erstmals eingeengt.

Tatsächlich hatte Sabine schon als Vorschulkind immer wieder Ordnungsrituale benützt: So erinnert sie sich, Stofftiere in einer bestimmten Art geordnet zu haben, um auf magische Weise Krankheiten von Familienmitgliedern abzuwehren.

In der Schulzeit spielt Ordnung und Sauberkeit eine immer größere Rolle. Sie beginnt häufiger als üblich, sich die Hände zu waschen und immer genauer die Ordnung ihres Zimmers zu überprüfen. Diese Verhaltensweisen beeinträchtigen jedoch die Erlebenswelt von Sabine nicht, und sie mißt diesen einfachen Zwangshandlungen keine weitere Bedeutung zu. Mit der Aufnahme von sexuellen Beziehungen nehmen die Waschrituale deutlich zu und werden mit festgelegten Gedankenketten verknüpft.

Die Zwangssymptomatik breitete sich auch auf andere Verhaltensweisen aus. Sie entwickelt eine vorsichtige Gangart, um nicht „unabsichtlich Lebewesen zu zertreten". Weiters fürchtet sie, Bakterien und Gifte auf andere Menschen zu übertragen – beginnt jeden Handgriff zu überprüfen, was schließlich zu einer schweren Einengung des Handlungsspielraumes und zur totalen Erschöpfung führt. Diese Exazerbation der Zwangssymptomatik führte zu einem schwer depressiven Zustandsbild, das eine stationäre Aufnahme an der psychiatrischen Klinik notwendig machte.

Therapieverlauf

Die Therapiedauer betrug 1 Jahr. In dieser Zeit war Sabine zweimal in stationärer Behandlung – einmal 8 Wochen, sowie nach einem Intervall von 4 Monaten, in denen die Patientin ambulant betreut wurde, weitere 6 Wochen. Während des stationären Aufenthaltes nahm Sabine 1mal wöchentlich an der Malgruppentherapie teil, parallel dazu wurden 2mal wöchentlich analytisch orientierte Einzelgespräche geführt, in denen die in der Malgruppe entstandenen Bilder eine zentrale Stellung einnahmen. In der analytisch orientierten Einzeltherapie erfolgte die Aufarbeitung bzw. Durcharbeitung des in der Malgruppe gesammelten Materials. Mit Hilfe von Assoziationen und Phantasien wurde eine ständige Verknüpfung mit der Realität hergestellt.

Die ambulante Betreuung erfolgte in vierwöchigen Abständen in Form von Einzelgesprächen – fallweise nahm Sabine an der Malgruppe teil oder brachte auch zu Hause verfertigte Bilder mit in die Therapiestunde.

Zusätzlich zur Psychotherapie wurde eine begleitende Pharmakotherapie mit Amitryptilin, Haloperidol in niedriger Dosierung sowie Thioridazin durchgeführt. Zwei Wochen nach der zweiten Entlassung wurde auf jegliche Pharmakotherapie verzichtet.

Katamnese

Die Zwangssymptome haben sich nach einem Jahr Therapie weitgehend zurückgebildet. Nur in Streßsituationen greift Sabine noch manchmal auf alte Verhaltensweisen zurück und hat das Bedürfnis, sich vermehrt die Hände zu waschen. Seit 3 Jahren ist sie rückfallsfrei. Sabine konnte ihr Studium erfolgreich beenden und eine stabile Partnerbeziehung aufbauen.

In der Malgruppentherapie

Die Bilder, die während des einjährigen Therapieprozesses entstanden sind, dokumentierten in orginärem Maße Therapieverlauf bzw. Krankheitsentwicklung.

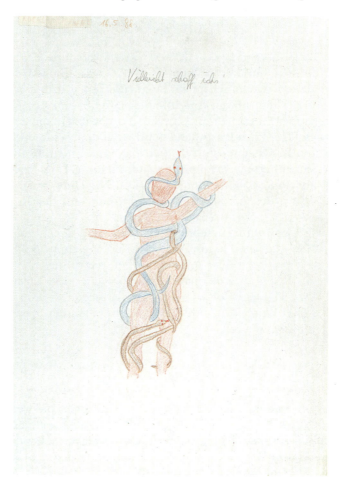

Abb. 134

Abb. 134. Die verzweifelte Situation von Sabine kommt im ersten Bild zum Ausdruck: Sie stellt sich ohne Hände und Füße, von ihren Zwängen wie von riesigen Schlangen umschnürt, gefangen, hilflos ausgeliefert dar.

Abb. 135. Sabine zeichnet sich als Kaktus, der zwar stachelig ist, jedoch auch schöne Blüten haben kann. Hinter dem Kaktus stehen Figuren, welche ihre Eltern symbolisieren. Von diesen gehen Schlangen aus, die von den Stacheln durchbohrt werden. Diese Schlangen stehen wohl für internalisierte Schuld- und Bestrafungsgefühle.

Die spitzen Stacheln des Kaktus bringen erstmals die stark abgewehrten Aggressionen der Patientin ins Bild und damit an die Oberfläche des Bewußt-seins. Man kann dieses Bild als ersten Versuch, mit den Aggressionen bzw. Schuldgefühlen umzugehen, werten.

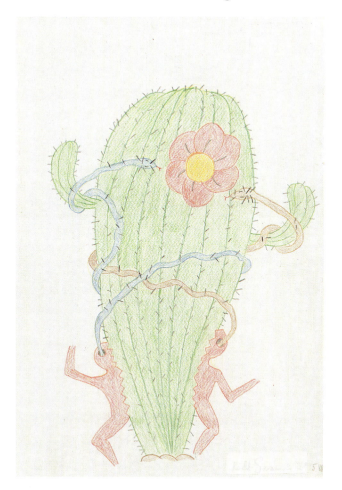

Abb. 135

Abb. 136. Sabine erscheint stärker als zuvor den die Zwänge symbolisieren-
den Schlangen hilflos ausgeliefert zu sein. Der Zauberer im linken unteren
Eck des Bildes weist auf diese Schlangen – taucht sozusagen als Zeuge dieses
Geschehens auf.

Sie bringt hier denTherapeuten erstmals ins Bild und drückt in der Figur
des Zauberers ihre magischen Erwartungen an ihn aus.

Abb. 137. Der Zauberer entfernt in diesem Bild mit Wasser und Besen die
bedrohlichen Schlangen und damit die Zwangssymptome. Doch Sabine droht
nun zu ertrinken. Die magischen Erwartungen, welche sie an die Therapeutin
hat, sind zum Scheitern verurteilt.

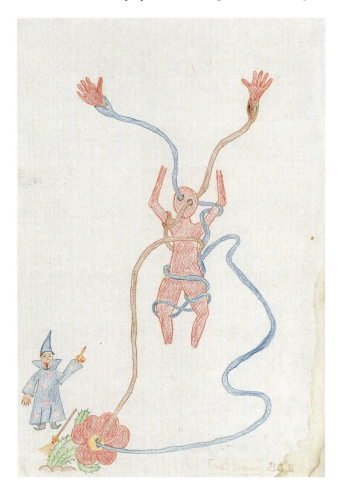

Abb. 136

Sabine erkennt, daß sie sich mit sich selbst auseinandersetzen muß. Sie beginnt ihre „dunklen" Anteile wahrzunehmen und drückt diesen Prozeß in dem folgenden Bild (Abb. 138) unmittelbar aus:

Abb. 138. Es kommt zu einer Konfliktaktualisierung auf Bildebene: Das Auge steht für die ständige Kontrolle, die Sabine über sich ausübt, damit „das Schwein in ihrem Herzen" und „die Schlange in ihrem Unterbauch" sie nicht beherrschen können. Der Konflikt zwischen Über-Ich und Es könnte nicht besser dargestellt werden.

In der Folge wird Sabine von diesem Konflikt nahezu zerrissen, was sie im folgenden Bild (Abb. 139) ausdrückt.

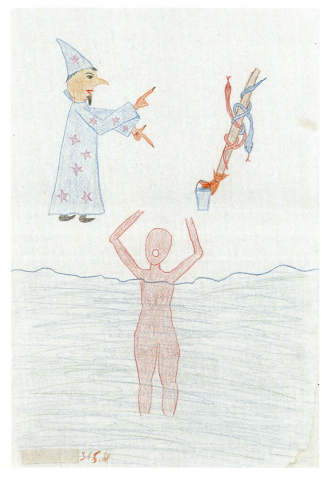

Abb. 137

Abb. 139. Symbolisch stellt Sabine das Zerbrechen an diesem Konflikt in einer Auflösung ihres Körpers dar.

Sabine wird tief depressiv, präsuizidal. Zwangsgedanken und Zwangshandlungen überschwemmen sie. Sie weint den ganzen Tag – ist wahnhaft überzeugt, sie könne mit ihren giftigen Ausscheidungen alle Menschen ins Unglück stürzen. Sie verläßt nun ihr Bett kaum mehr.

In den Einzeltherapiesitzungen bekommt Sabine Zugang zu tiefst abgewehrten Phantasien. Schließlich kann sie in diesem inneren Zusammenbruch eine Chance für eine innere Neuordnung erkennen.

In den folgenden Wochen kommt es zu einer Besserung der Zwangssymptomatik. Die sich wahnhaft aufdrängenden Gedanken treten in den Hintergrund. Sabine nimmt wieder Kontakt mit den Mitpatientinnen auf.

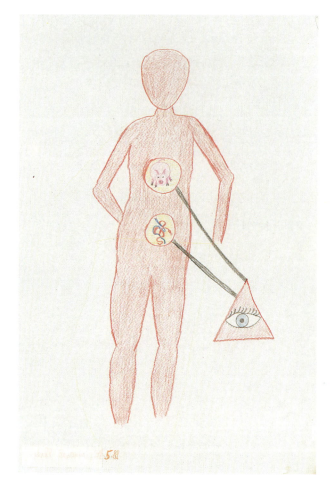

Abb. 138

Abb. 140. Aus dem düsteren Land der Depression versucht Sabine neue Ufer zu erreichen. Sie geht über einen Abgrund. Erstmals zeichnet sie sich mit Händen und Füßen.

Abb. 141. Eine neuerliche Exazerbation der Zwangssymptomatik kommt in diesem Bild zum Ausdruck – Sabine fühlt sich von zahlreichen Zwängen nahezu überflutet: Sie stellt die sie bedrohenden Zwangsvorstellungen erstmals ganz realistisch auf Bildebene dar. Chemische Substanzen, die sie bedrohen, Türen und Wasserhähne, die sie kontrollen muß, kleine Kinder und Tiere, die sie vor ihrer vermeintlichen Aggressionen schützen muß, werden in Bildsymbolen sichtbar. Das Bild betitelt sie: „Ich bin eingezwängt."

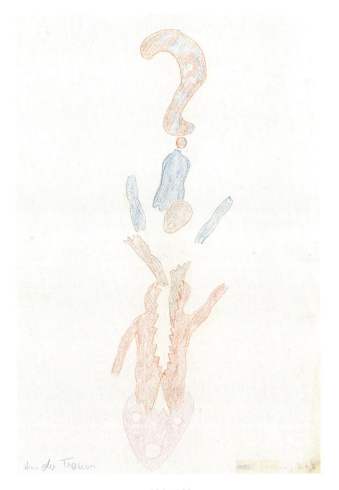

Abb. 139

Indem Sabine ihren Zwangsvorstellungen auf der Bildebene Gestalt ver-
leiht, schafft sie auf Bildebene ein Gegenüber und beginnt sich somit Distanz
zu ihrer magischen Vorstellungswelt zu verschaffen. Zunächst fühlt sie sich
jedoch in einen Abgrund der Verzweiflung gestürzt:

Abb. 142. Dieser „Abgrund" wird in diesem Bild sichtbar. Sie stürzt von
einer in der Therapie geschaffenen freundlichen Insel kopfüber wieder in
ihre bedrohliche Welt der Zwangsvorstellungen.

Abb. 143. Sabine stellt sich in diesem Bild mit hochgeschwungenem Beil
und mit Pfeil und Bogen dar, mit denen sie die Zwänge vernichten will.
Erstmals versucht sie eine Verhaltensänderung ihren Zwängen gegenüber
einzunehmen: War sie bisher Opfer, hilflos ihrer Erkrankung ausgeliefert,

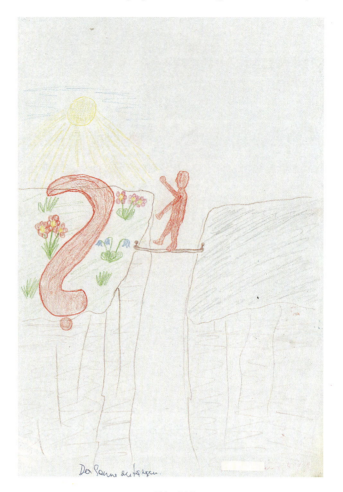

Der Sonne entgegen.

Abb. 140

wird sie nun aktiv und versucht zunächst mit aggressiven Strategien ihre Zwänge im Bild zu bekämpfen.

In diese Zeit fällt eine deutliche klinische Besserung mit Aufhellung der Stimmungslage. Sabine nimmt aktiver am Stationsleben teil, die Zwangsvorstellungen verlieren langsam ihre Wertigkeit. Sie beginnt sich aktiv mit ihren Beziehungsmustern auseinanderzusetzen und positiven Kontakt zu ihren Familienangehörigen aufzunehmen.

Abb. 144. Vorsichtig werden auch auf Bildebene neue Verhaltensstrategien ausprobiert: Sabine beginnt mit ihren Symptomen zu „jonglieren", bemüht sich, mit ihnen neu umgehen zu lernen. Ist Sabine zunächst klein und gebückt – die Zwänge groß –, so wächst sie im Laufe der Therapie zusehends, während

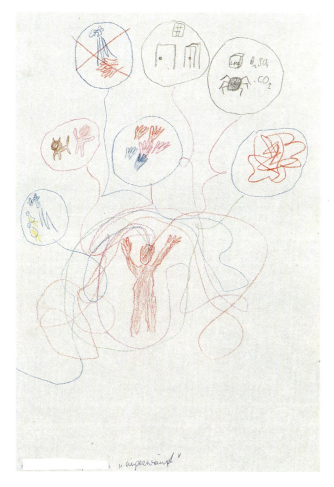

Abb. 141

proportional dazu die Zwangssymptome an Größe und damit auch an Bedeutung abnehmen. Die Zwänge verwandeln sich schließlich in bunte Bälle, mit denen Sabine als Individuum umzugehen lernt – sie zeichnet sich hier erstmals angezogen und mit Gesichtszügen versehen.

In dieser Phase kommt es zu einer weiteren Besserung der Zwangssymptomatik. Sabine wäscht sich deutlich weniger oft die Hände, der Kontrollzwang nimmt so weit ab, sodaß sie weitgehend ohne Rituale die Türen wieder öffnen und schließen kann.

Abb. 145. Zu diesem Bild sagt Sabine: „Ich will diese Form der Sprache nicht mehr, ich spucke diese Form der Sprache aus."

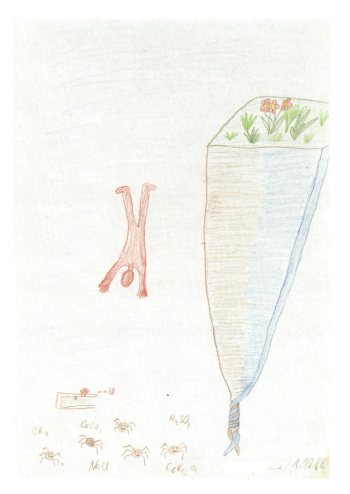

Abb. 142

Die knieende Gestalt steht für die als schwach empfundenen, verleugneten Anteile der Persönlichkeit, mit denen sich Sabine, als erwachsene Frau dargestellt, auseinandersetzt. Waren bisher die Zwänge Krankheitssymptome, die bekämpft werden mußten, werden sie nun von Sabine als verschlüsselte Botschaften von abgewehrten Anteilen der Persönlichkeit aufgefaßt.

Abb. 146. In diesem Bild zeichnet Sabine einen Schlüsseltraum, der sie stark beschäftigte. Sie erzählt dazu folgende Geschichte: „Ich komme in ein fremdes Land, das von einem Satan beherrscht wird. Jeden Tag müssen ihm Opfergaben gebracht werden. Ich habe große Angst und überreiche ihm eine Schüssel voll Schlangen. Plötzlich stirbt der Teufel."

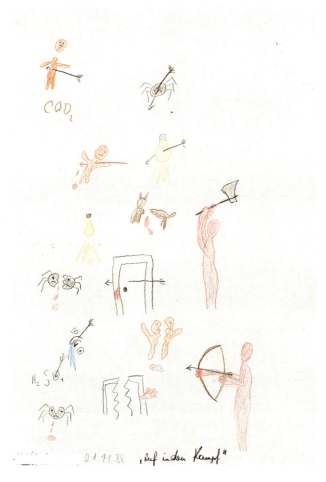

Abb. 143

In der Besprechung des Traumes wird Sabine klar, daß die Zwangshandlungen, die sie schon in ihrem ersten Bild als Schlangen dargestellt hat, einem „fremden Satan" dienen. Er entspricht wohl dem starren, lieblosen Über-Ich von Sabine. Als sie sich in der Therapie sozusagen nackt zeigt – ihre Symptome präsentiert, kann sie sich von ihrem starren Über-Ich lösen – es verliert seine Macht über sie.

Abb. 147. In ihrem Abschlußbild zeichnet sich Sabine groß und stark, in der Mitte des Bildes stehend. Die mächtigen Schlangen, Symbol für ihre Zwangssymptomatik, die sie bedroht und gefangen gehalten hatten, hält sie, hoch erhoben, in Stücke gerissen, in ihren Händen.

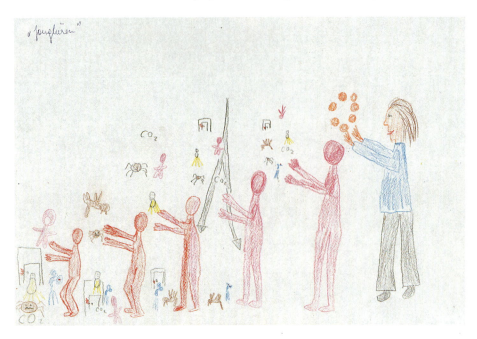

Abb. 144

War die Patientin zunächst ohnmächtig ihrer Symptomatik ausgeliefert, gelingt es ihr zunächst auf Bildebene, sich mit ihrer Problematik auseinanderzusetzen. Sie faßt schließlich ihre Symptome als verschlüsselte Botschaften aus dem Unterbewußten auf, die sie „zwingen", sich mit ihren Problemen auseinanderzusetzen und ihr Zugang zu abgewehrten Persönlichkeitsanteilen gewähren – eine Reintegration und damit Individuation wurde möglich.

Einzeltherapie

In der Einzeltherapie kommen – aktiviert durch das Bildmaterial – zunächst zahlreiche Kindheitserinnerungen an die Oberfläche des Bewußtseins. Die Patientin setzt sich dabei mit ihrer nicht ausgelebten Rivalität zu ihren Geschwistern, mit Gefühlen von Haß und Wut gegenüber ihren Eltern, von denen sie sich weniger geliebt fühlte als die Geschwister, auseinander.

Die Patientin bezeichnet diese aggressiven Gefühle als „die Schlangengrube ihres Herzens" – als „schmutzigen" Anteil ihrer Persönlichkeit. Langsam beginnt sie sich jedoch auch ihrer Ohnmachtsgefühle, ihrer Hilflosigkeit und dem Gefühl des Ausgeliefertseins zu erinnern. In ihrer Kindheit hatte sie diese Gefühle mit Hilfe von Größenphantasien und magischen Handlungen zu kompensieren versucht. Die aggressiven Gefühle leitete die Patientin immer wieder auf ihre Puppen und Stofftiere ab, die sie verstümmelte. In der Einzel-

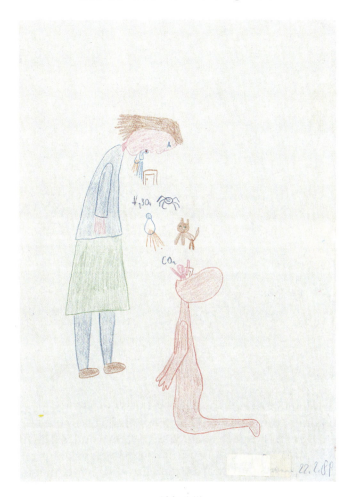

Abb. 145

therapie wird breiter Raum für das Wahrnehmen und Verbalisieren von Gefühlen geschaffen. Das Auseinandersetzen mit den verbotenen, aggressiven Gefühlen führt zwar zunächst zu einer emotionalen Entlastung, jedoch gleichzeitig kommt es zu einer Zunahme von Schuldgefühlen. Dies führt nach kurzzeitigen Besserungen mehrmals zu Exazerbationen der Zwangssymptome (siehe Abb. 141, 142), und es entwickelt sich schließlich eine schwer depressive Symptomatik mit suizidalen Tendenzen (siehe Abb. 139). In der Therapie findet Sabine Zugang zu tiefst abgewehrten Ideen und Phantasien ihrer Kindheit – Mordphantasien, die sie als schwere und beschämende Schuldenlast mit sich trug. Erstmals wagte sie, diese auch auszusprechen und damit aus ihrer Irrationalität zu befreien. Sabine lernte in einem positiven Reframing in ihrer Erkrankung die Chance wahrzunehmen, sich mit ihren „bösen" d.h. abgewehrten Gefühlen auseinanderzusetzen und zu einer Neuorientierung zu

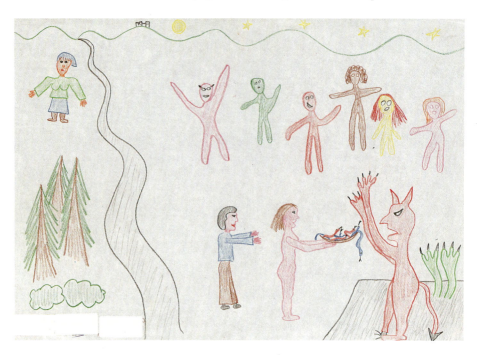

Abb. 146

gelangen. Nachdem Sabine die ständige Kontrolle über ihre aggressiven Impulse lockern konnte, kann sie auch Zugang zu ihren als „schwach" empfundenen Gefühlen, ihrer Sehnsucht nach Nähe, Wärme und Zärtlichkeit finden, und lernt diese auch langsam auszudrücken. Sabine erkennt immer deutlicher, daß ihre Zwangssymptome Ausdruck für verdrängte, nicht zugelassene Strebungen sind, und beginnt vorsichtig mit Hilfe von Desensibilisierungsstrategien neue adäquatere Verhaltensmuster einzuüben. Schließlich verlieren die Zwänge ihren bedrohlichen Charakter, werden in Hilfsmittel verwandelt, die es Sabine ermöglichen, sich in ihrer Ganzheit annehmen zu lernen.

Diskussion

Unsere Intention war, wie auch bei andere Autoren (Benedetti, 1978; Salvisberberg, 1982), spontanes und kreatives Erleben zu erreichen. Mit Hilfe der Malgruppentherapie gelingt es zunächst, non-verbal über die Kreativität, die sich im Malen und Zeichnen entfaltet, einen raschen Zugang zur Emotionalität zu eröffnen. In der Folge lernt die Patientin in der parallel laufenden Einzeltherapie, ausgehend von dem von ihr geschaffenen Bildmaterial, ihre Gefühle anzusprechen und auszudrücken. Nach Barnett (1969) besteht ein wesentlicher Teil der Behandlung darin, daß „die eigene Maske, die Scheinunschuld, die kognitive Lücke, die eigene Aggressivität erkannt wird".

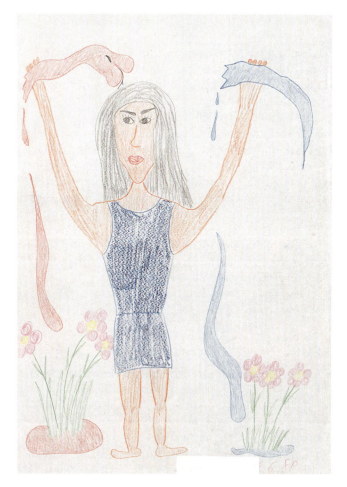

Abb. 147

Da die psychodynamische Funktion des Zwanges unter anderem darin besteht, aggressive Impulse nicht nur zu kontrollieren, sondern auch zu kanalisieren, wurde zunächst der symbolische Inhalt der Zwangshandlungen bearbeitet. Die in den Zwangssymptomen nach außen projezierten Aggressionen werden als eigene Impulse erkannt, akzeptiert und nach ihrer Bearbeitung integriert.

In einem zweiten Schritt werden die nun in das Bewußtsein drängenden, von der Patientin verleugneten und als schwach empfundenen Anteile, wie z.B. die Sehnsucht nach Nähe, Wärme, Zärtlichkeit wahrgenommen und zugelassen, um schließlich integriert zu werden. Der von der Patientin in ihrer Zwangssymptomatik empfundene Kampf zwischen Ich und „Gegen-Ich" (Stekel, 1930) kann beendet werden. Die Patientin verläßt ihre Haltung der Unentschlossenheit und Isolation und wird fähig, zwischenmenschliche Beziehungen aufzubauen und neu zu gestalten.

In den Bildern kann man diese Entwicklung verfolgen:

1. Zunächst Darstellung der Zwangssymptomatik und der damit verbundenen Ohnmachtsgefühle in Bildmetaphern (Abb. 134).
2. Darstellung von agressiven Gefühlen in Bildmetaphern (Abb. 135).
3. Auftreten von Erlösungsphantasien (Abb. 137).
4. Konfliktaktualisierung (Abb. 138).
5. Realistische Darstellung der Zwangssymptomatik – aggressive Gefühle werden direkt bildhaft umgesetzt – ein gegenständliches Gegenüber wird geschaffen (Abb. 141).
6. Entwicklung von Verhaltensstrategien auf Bildebene: Zunächst aggressive Verhaltensplanungen in denen die Patientin ihre Symptome zu vernichten sucht, danach spielerischer Umgang und schließlich Annahme und Integration (Abb. 143, 144).
7. Auflösung der Bildmetaphern: Die Patientin beginnt „die Geheimsprache" ihrer Zwangsneurose zu entziffern „und den geheimen Sinn des Unsinns" (Stekel, 1930) zu erkennen (Abb. 145).
8. Integration von abgewehrten Impulsen auf Bildebene: „Ich und Gegen-Ich" (Stekel, 1930) ergänzen sich zu einer Einheit (Abb. 147).

8.5 Gerlinde, eine Patientin mit paranoider Psychose

Gerlinde, eine 45jährige Patientin, in einem Pflegeberuf tätig, kommt mit den Symptomen einer akuten paranoiden Psychose zur Aufnahme. Die Patientin ist bei der Aufnahme ängstlich, agitiert und affektlabil. Seit einigen Wochen leidet sie unter starken Ängsten – schläft kaum mehr. Sie fühlt sich von einem Mann, zu dem sie seit ca. $^1/_2$ Jahr Kontakt hat, verfolgt. Seine Gedanken sind so stark, daß sie sich von „seinen" Gedanken beeinflußt und bedrängt fühlt. Intermittierend leidet sie unter dem Gefühl, die Form ihres Körpers würde sich verändern und sie sei nicht mehr Herr über ihrenKörper, ihre Gedanken und Gefühle.

Zur Psychodynamik

Gerlinde stammt aus einer kinderreichen Familie und erinnert eine harte und entbehrungsreiche Kindheit. Nach Abschluß der Schul- und Berufsausbildung arbeitet sie als Krankenschwester – sie war immer alleinstehend, lebte sehr zurückgezogen und ging ganz in ihrem Beruf auf. Durch einen zufälligen, anonymen, erotischen Telefonanruf, auf den sie sich einließ, wurden blockierte sexuelle Bedürfnisse aktiviert. Es entwickelte sich ein regelmäßiger, für Gerlinde zunächst lustvoll erlebter, erotischer Telefonkontakt und eine „Liebe par distance". Bald jedoch traten überwältigende, wahnhafte Schuld-, Verfolgungs- und schließlich auch Vergiftungsideen auf. Gerlinde litt unter

Körperhalluzinationen, die vorwiegend den Genitalbereich betrafen und hatte zunehmend das Gefühl der Fremdbestimmtheit, bzw. in der „Gewalt" des Telefonpartners zu sein.

Therapieverlauf

Die Therapiedauer betrug 7 Wochen. In dieser Zeit des stationären Aufenthaltes nahm Gerlinde 2mal wöchentlich an der Malgruppentherapie teil, parallel dazu wurden 1mal wöchentlich zunächst stützende, später auch konfliktorientierte Einzelgespräche geführt.

Pharmakotherapeutisch wurde Gerlinde zunächst mit Maprotilin, Thioridazin und Phenothiazin behandelt. Wegen der sich entwickelnden ausgeprägt depressiven Symptomatik wurde zusätzlich Amitryptilin verabreicht.

Nach Rückbildung der psychotischen Symptomatik und Durcharbeitung des auftauchenden Konfliktmaterials kommt es zu einer Stimmungsaufhellung, und die Patientin kann schließlich mit Hilfe sozialpsychiatrischer Maßnahmen wieder in das Berufsleben integriert werden.

Abb. 148. Dieses Bild ist eine bizarre Selbstdarstellung der Patientin: Ein überdimensionaler Kopf mit riesigen, leeren Augenhöhlen, aus denen Bäche fließen. Auf der Stirn ein „Drittes Auge". Der übrige Körper besteht nur aus einigen schwarzen Strichen und ist ein kaum sichtbares Anhängsel. Zusammenhanglos daneben eine Zigarette.

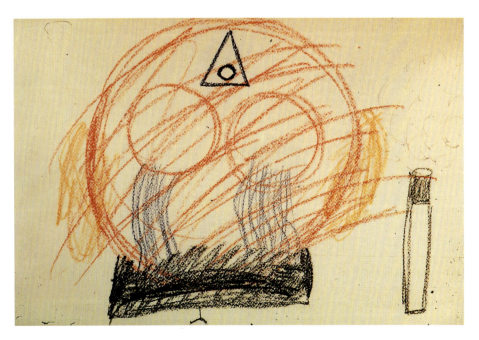

Abb. 148

Die Patientin kann das Bild nicht erklären, erscheint ratlos, ängstlich. Im Gruppengespräch werden die „Tränenbäche" in einen Zusammenhang mit verletzenden Lebensereignissen gebracht.

Abb. 149. In diesem Bild zeichnet sich die Patientin, wiederum in einer äußerst bizarren Form, von einem „Heiligenschein" umgeben, innerhalb von schwarzen, konzentrischen Kreisen, die einen bunten Mittelpunkt haben und sich mit gelben Kreisen überschneiden.

In der Gruppenarbeit versuchen die anderen Gruppenmitglieder die qualvolle Situation der Patientin zu verstehen – sie empfinden sie in diesem Bild wie ein fremdartiges Insekt, das in quälenden Gedankenkreisen gefangen ist.

Unter der Therapie mit hochpotenten Neuroleptika kommt es zum Abklingen der akut psychotischen Symptome. Im psychotherapeutischen Vorgehen waren die Einzelgespräche auf die aktuellen traumatisierenden Ereignisse aus der unmittelbaren Vorgeschichte konzentriert, wobei diese in allen Einzelheiten rekonstruiert, durchstrukturiert und damit geordnet wurden.

Der Therapeut wirkt dabei als „Hilfs-Ich", das der Patientin hilft, die sie überflutenden Ereignisse zu ordnen, und stellt so die Brücke zum allgemeinen Kommunikationsraum her.

Dieser Prozeß wird auch in der Malgruppe intensiviert, indem die Bilder zunächst auf Bildebene besprochen werden. Erst in einem zweiten Schritt wird die metaphorische Ebene mit einbezogen, sodaß für die Patientin die Symbolbildung nachvollziehbar und erlebbar wird. Die Gruppe unterstützt diese

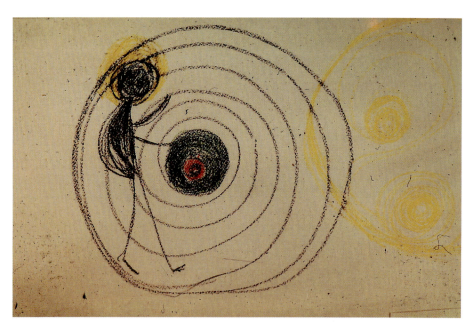

Abb. 149

strukturierende, therapeutische Vorgangsweise, indem die Symbole in einen konkreten Sinnzusammenhang gebracht werden. Mit zunehmender Symbolisationsfähigkeit kann Gerlinde Brücken zwischen äußerer und innerer Realität schlagen.

Die Bilder, die in dieser Phase entstehen, beginnen geordnete Strukturen aufzuweisen, zeigen wieder einen Realitätsbezug, und Gerlinde entwickelt wieder einen Bezug zu ihren Gestaltungen.

In der Folge wird Gerlinde zugänglich für psychodynamisch orientierte Gespräche und beginnt sich mit Kindheitserinnerungen auseinanderzusetzen, die plötzlich klar in ihr Bewußtsein treten.

Abb. 150. Die Patientin zeichnet sich mit zarten, unsicheren Strichen als Kleinkind, in der Ecke eines Zimmers sitzend. In der Mitte ist ein Holzstoß und Feuer zu sehen. Ein vergittertes Fenster, durch das die Sonne scheint – hoch oben – ist nicht erreichbar.

In der Besprechung des Bildes verbindet Gerlinde mit dem Feuer in der Mitte des Bildes „brennende" Angst- und unerklärliche Schamgefühle. In der Einzeltherapie erinnert sie einen sexuellen Mißbrauch in der Kindheit. Ausgehend von dieser traumatischen Erinnerung kann die Patientin sich auch mit den Konsequenzen dieses Traumas für ihr Leben – ihrer Angst vor sexuellen Kontakten und ihrer sozialen Isolation – auseinandersetzen und die aktuelle Erkrankung in einen Sinnzusammenhang mit ihrer Lebensgeschichte bringen.

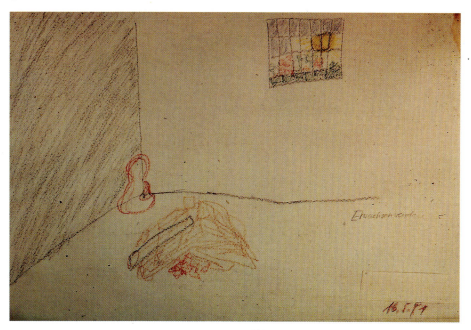

Abb. 150

In der Folge entwickelt Gerlinde eine depressive Verstimmung als Ausdruck einer postremissiven Erschöpfungsreaktion und drückt dies auch im folgenden Bild (Abb. 151) aus.

Abb. 151. Ein schwarzer Zaun – ein einsames Haus vor einem düster gezeichneten Hintergrund drückt Einsamkeit, Isolation und traurige Verstimmung aus.

Gerlinde setzt sich in dieser Phase intensiv mit ihrer Erkrankung auseinander, wobei sie ihre konkretistische Haltung verlassen und sich auch auf metaphorischer Ebene ihrer Krankheit und ihrem Erleben in der Krankheit zuwenden kann (Abb. 152, 153).

Abb. 152. In diesem Bild kann Gerlinde ihre, nun bereits abgeklungene, psychotische Episode auf Bildebene symbolisieren. Sie stellt ihre psychische Störung als eine schwarze Scheibe dar, die wie eine dunkle Gewalt – ähnlich einer Mondfinsternis, wenn der Erdschatten auf den Mond fällt – ihre Person verdeckt und verdunkelt hat.

Abb. 153. Hinter dieser dunklen Scheibe taucht nun das verletzte Herz der Patientin auf: Es ist von zahlreichen Nägeln, mit denen Gerlinde zahlreiche seelische Verletzungen darstellen will, durchbohrt – aus einer große Wunde fließen Tränenströme.

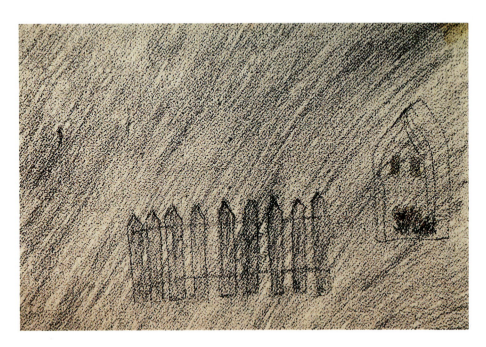

Abb. 151

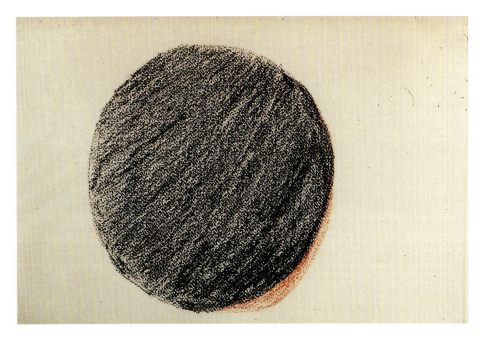

Abb. 152

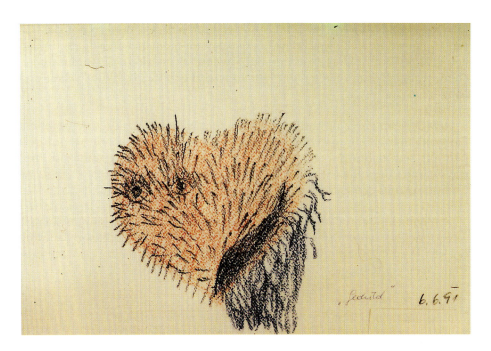

Abb. 153

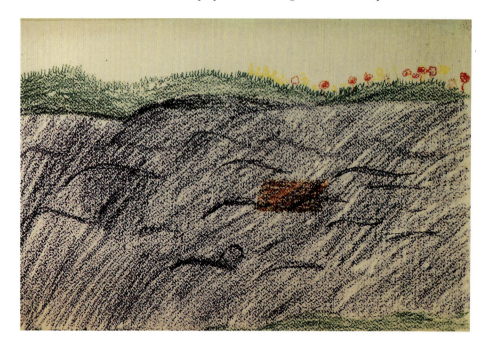

Abb. 154

Die zunehmende Stabilisierung des psychischen Zustandsbildes wird in den folgenden Bildern sichtbar. Im Gegensatz zu den ersten Bildern hat sich die Bildkomposition völlig verändert: Es entstanden einfache, geordnete, inhaltlich gut nachvollziehbare, zusammenhängende Strukturen, die einen deutlichen Realitätsbezug zeigen – ein Horizont wird gebildet und die Farben sind freundlich und bunt.

Abb. 154. In einer freundlichen, sonnenbeschienen Landschaft treibt ein Floß auf einem breit und ruhig dahinfließenden Strom. Gerlinde identifiziert sich mit dem dahintreibenden Floß – sie empfindet erstmals während ihres stationären Aufenthaltes – losgelöst von ihren Alltagspflichten – seelische Entlastung und genießt es, sich einfach nur „treiben" zu lassen.

Schließlich nimmt Gerlinde wieder Kontakt mit ihren Kolleginnen auf und wendet sich so wieder ihrer Realität zu. Die bevorstehende Entlassung empfindet sie wie einen notwendigen „Sprung ins kalte Wasser", auf den sie sich zwar freut, aber mit dem auch Erwartungsängste verbunden sind.

Abb. 155. Die Patientin stellt sich auf einem Trampolin, bereit zum „Absprung", dar. Sie nennt das Bild auch „Sprung in die Realität".

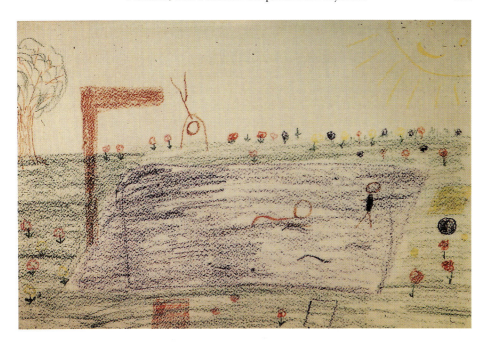

Abb. 155

In den Bildern kann man folgende Entwicklung verfolgen:

1. In ihren ersten Bildern wird zunächst das Grauen, das Gerlinde angesichts ihrer für sie bedrohlichen, unheimlichen Erlebniswelt empfindet, sichtbar. Die hochgradige Verunsicherung der Erkrankten resultiert aus einem in der Psychose „Durchlässig-Werden" der inneren Strukturen (Abb. 148, 149) und drückt sich auch in den bizarren Bildelementen aus.
2. Im Verlauf der Therapie kommt es, indem *Konfliktmaterial* auf Bildebene zutagetritt, auch zu einer Konfliktaktualisierung. In der Einzeltherapie kann sich Gerlinde damit auseinandersetzen und schließlich hinter sich lassen (siehe Abb. 150, 153).
3. Mit zunehmender Symbolisationsfähigkeit wird es Gerlinde möglich, die chaotisch erlebte Welt zu ordnen (siehe Abb. 150) und sich mit dem Erleben der Psychose auch auf metaphorischer Ebene auseinanderzusetzen (Abb. 152, 153).
4. Das Wiedererwachen der Gefühlswelt – zunächst eine depressive Verstimmung im Sinne einer postremissive Erschöpfungsreaktion (Abb. 151), dann die Stimmungsaufhellung (Abb. 154) und schließlich das Durchbrechen der Mauer der Isolation, die Gerlinde in der Pychose von der Umwelt getrennt hat – finden ihren lebendigen Ausdruck (Abb. 155) und weist den Weg in die soziale Reintegration.

8.6 Doris, eine Patientin mit Anorexia nervosa

Doris, eine 17jährige Kindergärtnerinnenschülerin, begann 6 Monate vor der stationären Aufnahme mit einer Diät, mit dem Ziel, ein Gewicht von 48 kg zu erreichen. Es kommt jedoch zu einer weiteren Gewichtsabnahme bis auf 42 kg, bei einer Größe von 1,62 m. Zunehmend beginnt sich das ganze Interesse von Doris nur mehr auf das Essen zu konzentrieren. Sie zieht sich immer stärker von ihrer Umgebung zurück. Es treten Angst- und Schuldgefühle, sowie Magenkrämpfe im Zusammenhang mit der Nahrungsaufnahme auf. In Angstträumen beschäftigt sie sich mit dem Essen – eine erhöhte körperliche Aktivität war gleichfalls Ausdruck für den täglichen Kampf gegen das Gefühl, „zu dick" zu sein. Gleichzeitig entwickelte Doris eine depressive Verstimmung, verbunden mit Antriebs- und Intressensverlust sowie Schuld- und Insuffizienzgefühlen.

Zur Psychodynamik

Doris ist die jüngste Tochter eines leitenden Angstellten und einer Hausfrau. Sie hat eine um 7 Jahre ältere, verheiratete Schwester, zu der sie nur losen Kontakt hatte. Als Nesthäkchen wurde sie von beiden Elternteilen liebevoll umsorgt und beschützt. Das Familiensystem war von der Forderung nach absoluter Harmonie geprägt und entsprach so den Zielvorstellungen der Eltern. Zu ihrem Vater, der häufig unter depressiven Verstimmungen litt, entwickelte Doris eine besonders intensive Beziehung, in der sie ihn trösten und stützen mußte. In der Familienhierarchie nimmt Doris eine zentrale Stellung ein. Das zunächst stabile Familiensystem wurde jedoch durch mehrere Entwicklungen erschüttert: Der Vater wurde wegen depressiver Verstimmungen vorzeitig pensioniert. Doris wendet sich in dieser Zeit, in die auch die Entwicklung der Eßstörung fällt, intensiv stützend dem Vater zu, während sie gleichzeitig intensive Rivalitätsgefühle der Mutter gegenüber entwickelt. In diese Zeit fällt auch eine Ehekrise der Schwester. Das Kind der Schwester wird für diese Krisenzeit vorübergehend in der Familie aufgenommen und beansprucht die ganze Aufmerksamkeit von Doris' Mutter. Auf diese Weise wurde Doris aus dem Aufmerksamkeitsfocus der Familie verdrängt.

Die Beziehung zu ihrem Freund erlebte Doris einengend und unbefriedigend. Gleichzeitig hatte sie jedoch Angst davor, sich das selbst und ihrem Freund einzugestehen. Das sich entwickelnde pathologische Eßverhalten führte zu einem Zusammenbruch der mit großer Anstrengung verteidigten Harmonie.

Therapieverlauf

Die Therapiedauer betrug 11 Wochen. In dieser Zeit des stationären Aufenthaltes nahm Doris 2mal wöchentlich an der Malgruppentherapie teil, parallel dazu wurden 1mal wöchentlich Einzelgespräche geführt. Nach der 3. Behandlungswoche wurde mit einer Familientherapie begonnen. In der analytisch orientierten Einzeltherapie sowie in der Familientherapie erfolgte die Aufarbeitung bzw. Durcharbeitung des in der Malgruppe gesammelten Materials.

Pharmakotherapeutisch wurde Doris zunächst mit Amitriptylin (45 mg pro die) behandelt. Die Symptomatik verschlechterte sich in den ersten 4 Wochen des stationären Aufenthaltes. Doris entwickelte eine wahnhafte Angst vor jeder Nahrungsaufnahme und nahm weiter bis zu einem Gewicht von 36,5 kg ab. Sie mußte daher in den geschützten Bereich verlegt werden und erhielt 3 Wochen lang 1000 ml einer Nährlösung parenteral sowie zusätzlich 6 Wochen lang 1,5 mg Haloperidol pro die verabreicht. Eine Woche vor der Entlassung wurde die Medikation auf 25 mg Amitryptilin pro die reduziert.

Zum Zeitpunkt der Entlassung hatte Doris wieder an Gewicht zugenommen. Sie hat Einsicht in ihre pathologischen Reaktionsmuster gewinnen können und letztlich zu einem weitgehend normalen Eßverhalten zurückgefunden.

Katamnese

Nach der Entlassung wurde in 2–3wöchentlichen Abständen 6 Monate lang eine stützende Psychotherapie durchgeführt. Doris nimmt in dieser Zeit weiter an Gewicht zu und erreicht ein Gewicht von 53 kg. Sie konnte wiederum den Schulbesuch aufnehmen und schloß die Kindergärtnerinnenschule 2 Jahre später mit der Matura ab. In den letzten 2 Jahren ist Doris psychisch stabil. Sie hat Gewichtsschwankungen von 3–5 kg, wobei sie jedoch ein Gewicht von 48 kg nicht mehr unterschritten hat.

In der Malgruppentherapie

Abb. 156. Doris zeigt hier ihre ganze Qual, unter der sie leidet. Zahlreiche Kräfte zerreißen dieses Strichmännchen, das ihr Selbstbild darstellen soll. Angsterfüllt, um Hilfe rufend, blickt sie uns aus dem Bild entgegen.

Abb. 157. Das Zustandsbild von Doris hat sich weiter verschlechtert. Sie empfindet ihr ganzes Leben als ekelerregenden Essensbrei, der sich über ihren Lebensweg ergossen hat und in dem sie zugrunde gehen muß. In dieser Phase leidet Doris unter beinahe wahnhaften Vorstellungen, die das Essen betreffen. Schwere Schuld- und Angstgefühle werden geäußert.

Abb. 158. Doris beginnt sich auf den therapeutischen Prozeß einzulassen. Sie malt sich hier mit riesigen Händen, die sich an einem roten Seil festklammern. Eine Schere ist dabei, dieses Seil abzuschneiden.

In der Nachbesprechung identifiziert Doris dieses Seil als Stück Geborgenheit, das sie festhalten möchte – es steht wohl für das enge Beziehungsmuster

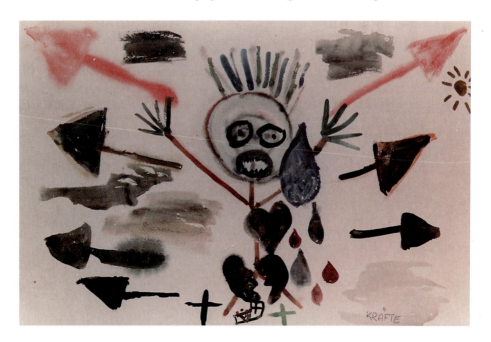

Abb. 156

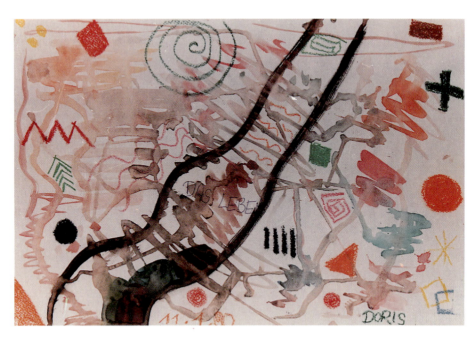

Abb. 157

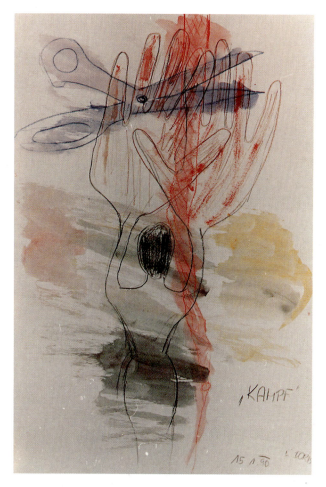

Abb. 158

in ihrer Familie. Die große Schere deutet den sich anbahnenden, notwendigen Ablösungsprozeß an.

Abb. 159. Doris zeichnet sich hier als Luftballon, der aus den Mühsalen des Lebens wegfliegen will, doch dunkle Wolken, mit Nadeln gespikt, bedrohen sie. In dieser Phase hält Doris weiterhin an ihrer Eßstörung fest, empfindet die therapeutischen Bemühungen – die Kontrolle des Gewichts durch das Pflegepersonal – als Bedrohung ihrer Identität. Sie nimmt weiter ab.

Abb. 160. Doris ist am Tiefpunkt angelangt. Sie fühlt sich in ihrer Eßstörung wie in einem schwarzen Käfig gefangen. Gleichzeitig wird sie sich jedoch auch bewußt, daß sie aus diesem Gefängnis nur mit eigener Kraft ausbrechen können wird.

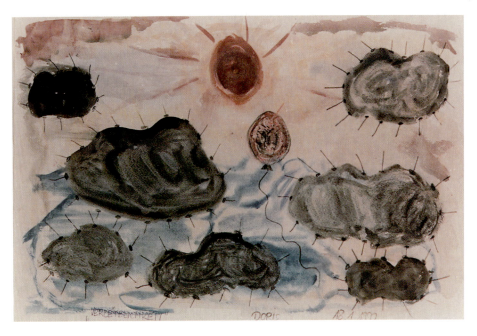

Abb. 159

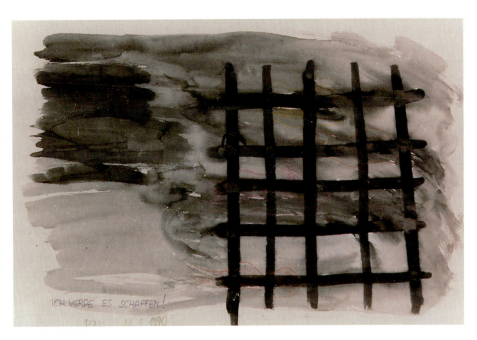

Abb. 160

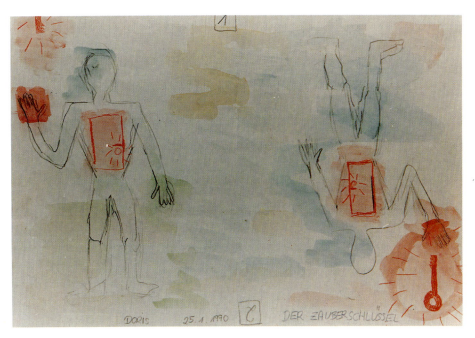

Abb. 161

Abb. 161. In diesem Bild stellt Doris sich in zwei Figuren dar. Im Brustbereich zeichnet sie eine Tresortüre, die den Zugang zu ihren „inneren Schätzen" verschließt. Der Schlüssel zu diesem Tresor ist für die Figur 1 nicht erreichbar, erst bei Drehung des Bildes erscheint der Schlüssel für die Figur 2 in Reichweite.

In diesem Bild sehnt sich Doris in einer regressiven Phantasie nach einem Zauberschlüssel, der ihr den Zugang zu ihren „inneren Schätzen" öffnen kann. Doris wird in der Nachbesprechung bewußt, daß die Erlangung des Zauberschlüssels von ihrer inneren Mobilität abhängt.

Abb. 162. Nun bahnt sich eine neue Entwicklung an: Den „Kerker der Eßstörung" verwandelt Doris in einen Schmetterlingskokon, der Symbol für neue Entwicklung darstellt. Die beiden schönen Blumen stehen für die Eltern, wobei deutlich wird, wie sehr Doris als „Kokon" an der „Mutterblume" klebt. In diesem Kokon fühlt sich Doris zwar derzeit gefangen, phantasiert jedoch bereits einen schönen Schmetterling als Ziel ihrer Entwicklung.

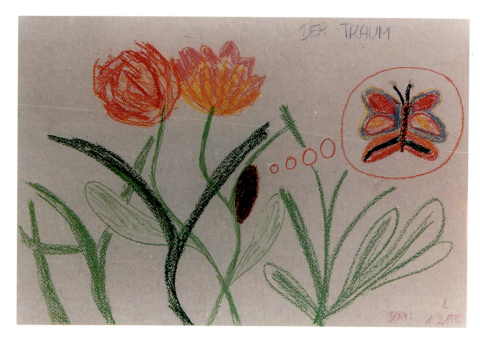

Abb. 162

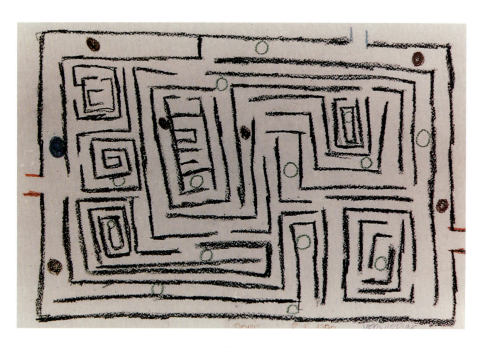

Abb. 163

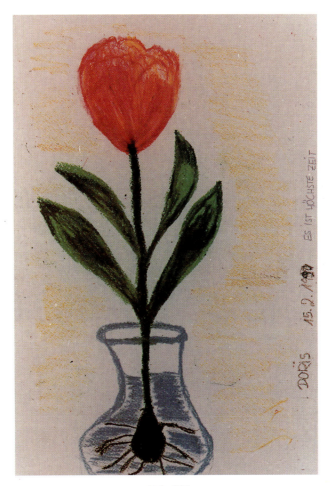

Abb. 164

Abb. 163. Im Rahmen ihrer Autonomiebestrebungen treten intermittierend immer wieder Angst- und Schuldgefühle auf. Die Verwirrung ihrer Gefühle symbolisiert Doris in einem Labyrinth, in dem sie gefangen ist, aus dem es aber auch einen Ausweg gibt.

Abb. 164. Doris malt sich hier als schöne Blume, die sich jedoch in einem zu kleinen Gefäß befindet, um sich wirklich entfalten zu können.

Dieses kleine Gefäß deutet Doris als Geborgenheit, die sie bei ihren Eltern bzw. an der Klinik ständig erlebt, die sie jedoch gleichzeitig an der freien Entfaltung hindert. In dieser Phase der Entwicklung kommt es zur Gewichtszunahme. Die Stimmung wird deutlich aufgehellter, was sich auch im nächsten Bild (Abb. 165) ausdrückt:

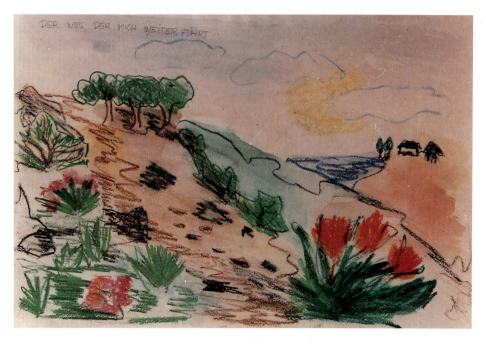

DER WEG DER MICH WEITER FÜHRT

Abb. 165

Abb. 165. Blumen blühen in einer freundlichen Naturlandschaft, die von einem breiten Weg durchzogen wird. Doris betitelt dieses Bild: „Der Weg, der mich weiter führt".

Abb. 166. Doris hat weiter zugenommen und malt sich als kräftige, rote Blume, die „im Leben" Wurzeln gefaßt hat. Regen und Sonnenschein werden für das Wachstum der Pflanze als notwendig erachtet.

Abb. 167. Doris hat diesen Schmetterling am Tage der Entlassung gemalt und für dieses Bild den Titel „befreit" gewählt. Sie fühlt sich wie ein Schmetterling, der die schützende, aber auch beengende Hülle des Larvenstadiums verlassen hat und in die Welt hinausfliegen kann.

Verlauf in der Einzel- und Familientherapie

In der *Familientherapie* lernen die Eltern zunächst die Symptome der Tochter als Ausdruck einer gestörten Kommunikation der ganzen Familie zu sehen. Die Kontrollfunktion, die Doris in der Familie ausübte, wurde hinterfragt und die Paarebene der Eltern gestützt und gestärkt. Den Eltern wird bewußt, wie sehr das künstliche Schonklima Entwicklung für alle verhindert. Es kommt rasch zu einer Konfliktaktualisierung, und das Konzept: „Harmonie um jeden Preis" wird zugunsten eines offeneren Kommunikationsstils verlassen.

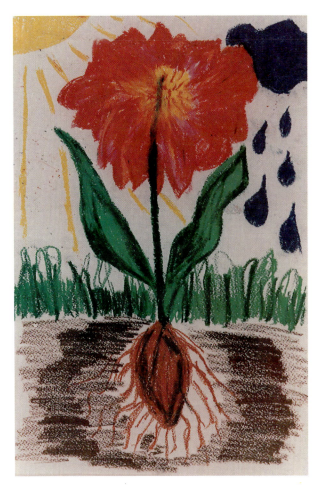

Abb. 166

Diese Veränderungen führten zu einer neuerlichen Labilisierung des Familiensystems, und Doris reagierte auf den drohenden Verlust ihrer Vormachtstellung in der Familie mit einer schweren depressiven Verstimmung und weiterer Gewichtsabnahme (Abb. 159, 160).

In der *Einzeltherapie* äußerte Doris massive Haß- und Wutgefühle, die sich auf nicht verwirklichtes, eigenes Leben beziehen. Sie kann ihr angespanntes Verhältnis, ihre Rivalitätsgefühle zur Mutter bearbeiten. Das ständige Bemühen der Mutter um Verständnis hinderte Doris daran, eigene Standpunkte zu entwickeln bzw. sich von ihren Eltern abzugrenzen. Langsam beginnt Doris zu erkennen, daß sie einen ihrer individuellen Persönlichkeit entsprechenden Stil zur Lebensgestaltung entwickeln muß, der sich von dem ihrer Familie unterscheiden darf.

In dieser Phase der Entwicklung fällt ein Traum, den Doris in einer Familientherapiesitzung erzählt: Sie sieht eine Gesellschaft, die bei einer Mahlzeit

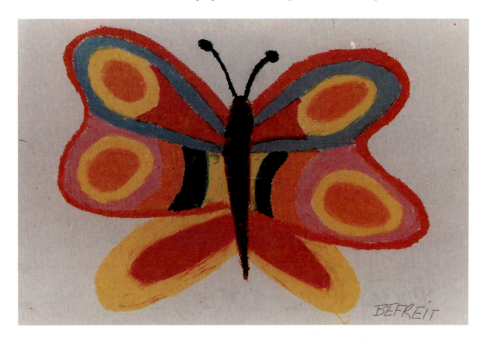

Abb. 167

um einen Tisch versammelt ist. Sie kann sich nicht dazusetzen, sie fühlt sich ausgeschlossen. Erst als die Eltern zögernd den Raum verlassen, wird Doris fähig, an dieser Tafelrunde teilzunehmen. Ausgehend von dieser Metapher wird den Eltern zunehmend bewußt, daß sie sich in ihrer Fürsorge von ihrer Tochter entfernen müssen, um so der Tochter ein Wieder-Teilnehmen an der „Tafel des Lebens" zu ermöglichen.

Doris lernte in der Therapie anzuerkennen, daß ihre Eltern eigene Interessen haben bzw. entwickeln. Das Beispiel der Eltern regt Doris wiederum an, ebenfalls eigene Wege gehen zu lernen. Das Muster, in dem Essen als ein Mittel der Kommunikation verwendet wurde und damit von seiner ursprünglichen Bedeutung, der Nahrungsaufnahme, entkoppelt wurde, wird für die Familie in der Therapie immer deutlicher sichtbar. Doris wird bewußt, daß das Essen für sie Symbol für ihre Eigenständigkeit, Symbol der Ablehnung der Überfürsorge durch die Mutter, Symbol für autonomes Verhalten darstellte.

Die Gewichtszunahme aktualisiert den Konflikt zwischen Autonomiewünschen und Abhängigkeitsbedürfnissen und führt intermittierend zu schweren Angst- und Schuldgefühlen. Schließlich kann Doris die Gewichtszunahme als Symbol für Zuwendung zum Leben interpretieren und annehmen und konnte erkennen, daß ihre Gewichtsabnahme ein schlechter Kompromiß zwischen ihren Eigenständigkeitswünschen und Geborgenheitswünschen war.

Die Eltern ihrerseits lernten in der Therapie auch anhand der Bilder, die Doris in der Malgruppe verfertigt hatte, die Entwicklung ihrer Tochter zu verstehen und nachzuvollziehen. Indem sie sich selbst wieder mehr ihrer Paarbeziehung bewußt wurden, konnten sie die Fürsorge für ihre Tochter lockern und schließlich das Erwachsenwerden der Tochter als positive Entwicklung verstehen.

Reflexion des Therapieprozesses

Initiale Phase (karthartische Phase). Anorektische Patienten sind meist völlig uneinsichtig und stehen einer Behandlung abwehrend gegenüber (Bruch, 1978). Die durch die Kontrolle der Nahrungsaufnahme gewonnene Pseudoautonomie trägt als sekundärer Krankheitsgewinn wesentlich zu den Widerständen gegen die Behandlung bei (Thomä, 1961).

Am Beginn des stationären Aufenthaltes stand die Entwicklung einer tragfähigen therapeutischen Beziehung im Mittelpunkt der Bemühungen. Das therapeutische Team versuchte Doris' Insuffizienzgefühle bzw. ihren Mangel an Selbsterleben zu verstehen und anzunehmen, ohne sich aber von ihr im Rahmen ihrer Kompensations- und Abwehrbemühungen manipulieren zu lassen. Die Malgruppe eröffnete Doris eine nonverbale Möglichkeit, ihre ständig kontrollierten bzw. unterdrückten Gefühle auszudrücken (Abb. 156, 157):

In ihrem ersten Bild (Abb. 156) bringt Doris mit verschwommenen Farben ihren verzweifelten Versuch nach Kontrolle der auseinanderstrebenden (Trieb-)Kräfte zum Ausdruck. Es wird der erschöpfende Circulus vitiosus von Hungerbedürfnissen und Autonomiestreben dargestellt. Durch das Fasten steigen die Hungergefühle und die korrespondierenden Triebimpulse ständig weiter an, was als Bedrohung der Selbstkontrolle und dem daraus bezogenen Sicherheitsgefühl erlebt wird. Mit zunehmender körperlicher Schwäche befürchten anorektische Patienten häufig einen Triebdurchbruch bzw. einen Zusammenbruch ihrer Kontrollmöglichkeiten, was zu einer weiteren Verstärkung der Symptomatik führt (Bruch, 1973).

In ihrem zweiten Bild (Abb. 157) stellt Doris ihren Ekel gegenüber dem Essensbrei, der sich über ihren Lebensweg ergossen hat, dar. Dieser Essensbrei ist Symbol für die Ablehnung der oralen Aufnahme.

Aus tiefenpsychologischer Sicht (Meyer, 1970) ist die Ablehnung der Oralität, als Ablehnung der weiblichen Rolle als solche, besonders aber gegen die inkooporierenden Aspekte der weiblichen Sexualität, zu sehen. Über die Abwehrmechanismen der Regression und Verschiebung werden die genitalsexuellen, in der Pubertät auftretenden Triebimpulse, in den oralen Bereich zurückverlegt. Diese Abwehr erreicht einerseits eine Angstreduktion, was einem innerpsychischen Erfolg entspricht, andererseits kommt es mit dem Schwinden der sekundären weiblichen Geschlechtsmerkmale und dem Sistieren der Menstruation zu einer realen Verminderung der sexuellen Anziehung. Für Doris bietet das Symptom der Anorexie auch die Möglichkeit, ihre unbefriedigende Beziehung zu ihrem Freund abzubrechen, ohne sich mit ihm auseinanderzusetzen.

Der Essensbrei symbolisiert auch die Angst vor dem Zerfließen, Verschmelzen, die Angst davor, keine festen Körpergrenzen zu haben. Ein Zustand, den es unbedingt abzuwehren und zu kontrollieren gilt. Da die Nahrungsaufnahme in der oralen Entwicklungsphase mit direkter körperlicher Nähe verbunden ist, kann die Nahrungsverweigerung im Sinne einer Regression als Abwehr des Wunsches nach Annäherung und Verschmelzung gedeutet werden.

Kritische Phase. Es kommt zu einer Konfliktaktualisierung und Suche nach einem Weg heraus aus dem blockierenden Stadium der Pseudoautonomie zu einem selbstständigen, auf Auseinandersetzung mit der Realität beruhenden Weg (Abb. 158, 159, 160).

Bild 3 (Abb. 158) und 4 (Abb. 159) drücken den für Doris bedrohlichen Aspekt der Therapie aus. Im Bild 3 (Abb. 158) wird der Konflikt zwischen Abhängigkeit und Autonomie dargestellt: In den großen Händen, die sich an ein Seil (Rettungsseil – Nabelschnur?) klammern, wird die Sehnsucht nach Abhängigkeit zum Ausdruck gebracht, während die Schere den bedrohlichen Aspekt der „Abnabelung" sichtbar macht.

Die Fähigkeit der Triebkontrolle vemittelt anorektischen Patienten ein narzißtisches Hochgefühl. Dieses Größengefühl, ihr Losgelöstsein von den irdischen Niederungen der Körperlichkeit, symbolisiert Doris in einem himmelwärts strebenden Luftballon. Die mit Stacheln bespikten „Wolken der Therapie" bedrohen ihren Höhenflug (Bild 4 [Abb. 159]).

Die durch die Therapie herbeigeführte Destabilisierung des Beziehungssystems beantwortet Doris mit den ihr vertrauten Verhaltensweisen, indem sie massiv an Körpergewicht verliert. Die Patientin mußte in den geschützten Bereich verlegt und eine parenterale Ernährung durchgeführt werden. Doris bringt ihre für sie ausweglos erscheinende Situation in Bild 5 (Abb. 160): „hinter Gittern" zum Ausdruck.

Mit der Isolierung vom bisherigen Beziehungssystem und der klaren und bezüglich der Gewichtszunahme kompromißlosen, aber für die Patientin erkennbar wohlwollenden Haltung der Therapeuten, wird der Circulus vitiosus der Psychodynamik unterbrochen. Dies führte zu einer Entlastung. Doris gewinnt inneren Freiraum, sich neuen Ressourcen zuzuwenden.

In Bild 6 (Abb. 161), „Zauberschlüssel", wird sie sich bewußt, daß der Zutritt zu ihren Ressourcen und damit ihrer Identität von ihrer inneren Mobilität abhängig ist, d.h., daß sie den Standpunkt, der sie in ihrem Zustand fixierte, verlassen muß.

Konstruktive Phase. Voraussetzung, daß ein anorektischer Patient seine irrationalen Überzeugungen bearbeiten kann, ist die Entwicklung eines therapeutischen Prozesses, in der auch außerhalb des magischen Bereichs des Essens Autonomiebestrebungen ausprobiert werden können. Der Eßgestörte kann nur in dem Maß seine Symptome aufgeben, als er alternative Verhaltensweisen zu Verfügung hat.

Selbstfindung und Neuorientierung gelingen Doris in einem integrierten, rückgekoppelten therapeutischen Vorgehen. Im Therapieprozeß konnte Do-

ris aus ihrer Realitätsflucht zurückgeholt werden. Mit Zunahme der Selbst-
wahrnehmung schwindet das Gefühl der Hilflosigkeit und die Notwendigkeit
der Selbstkontrolle (Garfinkel et al., 1986). Sie akzeptiert nun die unumgäng-
liche Gewichtszunahme als Schritt in Richtung Autonomie. So wird ein Bünd-
nis zwischen ihr und dem Therapeuten möglich: Doris kann die Kontrolle
über ihre Gewichtskurve selbst übernehmen. Die nun einsetzende langsame
Gewichtszunahme wird von ihr als erfolgreiche Entwicklung wahrgenommen.

In Bild 7 (Abb. 162) deutet die Patientin die Idee ihrer künftigen Identität
mit einem Schmetterling an und bringt so ihre aufkeimende Hoffnung auf
„Erlösung" zum Ausdruck. Sie zeichnet in aufgelockerter Darstellungsweise
ihren Zustand der Verpuppung, in dem sie mit ihren Eltern noch in Verbindung ist, jedoch sich gleichzeitig von ihnen als eigenständiges Individuum
abgrenzt.

Ihr verzweifeltes Ringen und Suchen nach eigener Identität erlebt sie als
schwarzes Labyrinth (Bild 8 [Abb. 163]).

Schließlich stellt sie sich in Bild 9 (Abb. 164) als eine aus einem Wurzel-
knollen mit keimenden Wurzeln entspringende Blume dar. Die Wurzeln als
Symbol für Nahrungsaufnahme und Entwicklung sowie Verankerung in der
Umgebung, können als triebhafte Persönlichkeitsanteile der Patientin interpretiert werden. Sie integriert erstmals ihre Idealvorstellung von sich (eine
schöne Blüte) mit ihren triebhaften Anteilen (Wurzelstock). Die Vase mit der
Nährlösung könnte die Therapiesituation, einem „künstlichen" Lebensraum
vergleichbar, darstellen.

Doris findet jedoch einen „Weg, der sie weiter führt" (Bild 10 [Abb. 165]),
der ihren Erlebnisraum weitet und sie in die Realität (Natur, Welt), zu „ihrer
Natur" führen kann.

In Bild 11 (Abb. 166) stellt sie sich als große, farbenprächtige Blume,
eingepflanzt in einer natürlichen Umwelt, dar. Diese schöne Blume steht
zentral im Bild – auffallend ist der mächtige Wurzelstock und die vielen
kräftigen Wurzeln, die die triebhaften Anteile, im weitesten Sinn die Oralität
bzw. weibliche Sexualität, symbolisieren. Die Ambivalenz ihrer Gefühle, die
mit dieser Identiätsfindung verbunden sind, symbolisiert sie in der tränenwei-
nenden Wolke und der freudenstrahlenden Sonne.

In Bild 12 (Abb. 167) steht Doris uneingeschränkt, beinahe stolz, zu ihrer
neu gefundenen Identität.

Das narzißtische Hochgefühl, das sie nach Wandlung und Selbstfindung
empfindet, drückt sie in den Bildern 11, 12 (Abb. 166, 167) aus, in denen sie
sich mit kräftigen Farben, zentral im Bild stehend, malt.

Literatur

Bader A (1975) Geisteskrankheit, bildnerischer Ausdruck und Kunst. Huber, Bern Stuttgart Wien

Bandler R, Grindler J (1990) Metasprache und Psychotherapie. Die Struktur der Magie I. Junfermann, Paderborn

Barnett J (1969) On aggression in the obsessional neuroses. Contemporary Psychoanalysis 6: 48–57

Battegay R (1985) Depression: Psychophysische und soziale Dimension, Therapie. Huber, Bern Stuttgart Toronto

Beck AT, Rush AJ, Shaw BF, Emery G (1979) Cognitive therapy of depression. The Guildford Press, New York

Benedetti G (1978) Psychodynamik der Zwangsneurose. Wissenschaftliche Buchgesellschaft, Darmstadt

Bendetti G (1980) Klinische Psychotherapie. Huber, Bern Stuttgart Wien

Benedetti G (1992) Psychotherapie als existentielle Herausforderung. Vandenhoeck und Ruprecht, Göttingen

Berlin MR, Olson ME, Cano CE, Engel S (1991) Metaphor and psychotherapy. Am J Psychother 45: 359–367

Blankenburg W (1984) Störungen von Auffassung und Sprache bei Schizophrenen. In: Bochnik HJ (Hrsg) Sprache, Sprechen, Verstehen. Perimed, Erlangen

Bleuler E (1911) Dementia praecox oder Gruppe der Schizophrenien. In: Aschaffenburg G (Hrsg) Handbuch der Psychiatrie. Deuticke, Leipzig Wien

Bowlby J (1977) The making and breaking of affectional bonds. Aetology and psychopathology in the light of attachment theory. Br J Psychiatry 130 I: 201–210, II: 421–431

Bruch H (1973) Eating disorders: obesity, anorexia nervosa and the person within. Basic Books, New York

Bruch H (1978) The golden cage: the enigma of anorexia nervosa. Harvard University Press, Cambridge

Burgess AW, Holmstrom LL (1977) Rape trauma syndrom. Am J Psychiatry 131: 981–986

Dax E (1953) Experimental studies in psychiatric art. Faber & Faber, London

DiVasto PV et al (1984) The prevalence of sexually stressful events among females in the general population. Arch Sex Behav 13: 59–67

Dubuffet J (1967) L'Art Brut. Catalogue Musee des Arts decoratifs, Paris

Enachescu C (1967) Psychopathologic analysis of symbolic content of drawings by schizophrenics. Ann Med Psychol (Paris) 125: 37–65

Enachescu C (1971) Aspects of pictorial creation in manic-depressive psychosis. Confinia Psychiatrica 14: 133–142

Ernst K (1988) Praktische Klinikpsychiatrie. Springer, Berlin Heidelberg New York Tokyo

Feldmann H (1992) Vergewaltigung und ihre psychischen Folgen. Enke, Stuttgart

Freud S (1917) Trauer und Melancholie. GW, Bd 10. S 428–446

Gabbard GO (1990) Psychodynamic psychiatry in clinical practice. American Psychiatric Press, Washington London

Garfinkel PE, Garner DM, Rodin G (1986) Anorexia nervosa, Bulimie. In: Kisker KP, Lauter H, Meyer JE, Müller C, Strömgren E (Hrsg) Psychiatrie der Gegenwart, Bd 1. Springer, Berlin Heidelberg New York Tokyo, S 103–124

v Gebsattel VE (1964) Imago Hominis. Beiträge zu einer personalen Antropologie. Verlag Neues Forum, Schweinfurt

Goldstein K (1944) Methodological approach to the study of schizophrenic thought disorder. In: Kasanin JS (ed) Language and thought in schizophrenia. Univ. California Press, Berkeley

Goodwin J (1985) Post-traumatic syntoms in incest victims. In: Eth S, Pymnoos R (eds) American Psychiatric Association Press, Washington

Gordon D (1990) Therapeutische Metaphern. Junfermann, Paderborn

Green AH (1991) Child sexual abuse and incest. In: Lewis M (ed) Child and adolescent psychiatry. Williams & Wilkins, Baltimore

Grindler J, Bandler R (1984) Therapie in Trance. Klett-Cotta, Stuttgart, S 209–211

Halleck SL (1962) The physican's role in management of victims of sex offenders. J Am Med Assoc 180: 273–278

Hand I (1990) Neurosen: Intervention. In: Perrez P, Baumann U (Hrsg) Klinische Psychologie, Bd 2. Huber, Bern Stuttgart Toronto

Hörz H (1994) Selbstorganisation sozialer Systeme. Lit Verlag, Münster Hamburg

Jakobi J (1977) Vom Bilderreich der Seele. Walter, Olten, S 44

Janzarik W (1974) Problem der stukturell-dynamischen Kohärenz in der Zyklothymie-Forschung. Nervenarzt 45: 628–638

Jung CG (1916/1971) Die transzendente Funktion. GW, Bd 8. Walter, Olten

Jung CG (1971) Mysterium Coniunctionis. GW, Bd 14/2. Walter, Olten

Kemper WW (1984) Psychoanalytische Gruppentherapie. Fischer, Frankfurt/M

Kernberg O (1984) Severe personality disorders: psychotherapeutic strategies. Yale University Press, New Haven

Kiser LJ, Ackerman BJ, Brown E et al (1988) Post-traumatic stress disorder in young children: a reaction to purported sexual abuse. J Am Acad Child Psychiatry 27: 645–649

Klein M (1972) Zur Psychogenese der manisch-depressiven Zustände. In: Grassi E (Hrsg) Das Seelenleben des Kleinkindes und andere Beiträge zur Psychoanalyse. Rowohlt, Reinbek, S 45–73

Kohut H (1971) The analysis of the self. International University Press, New York

Kohut H (1984) How does analysis cure? University of Chicago Press, Chicago

Kovel J (1985) Kritischer Leitfaden der Psychotherapie. Campus, Frankfurt New York

Kriz J (1991) Grundkonzepte der Psychotherapie. Psychologie Verlags Union, Weinheim

Lazarus RS, Launier R (1978) Stress-related transactions between person and enviroment. In: Pervin LA, Lewis M (eds) Perspectives in interactional psychology. Plenum, New York London

Leuner H (1987) Lehrbuch des Katathymen Bilderlebens. Huber, Bern Stuttgart Toronto, S 465ff

Manturana RH (1985) Erkennen: Die Organisation und Verkörperung von Wirklichkeit. Vieweg, Braunschweig, S 14–31

Mentzos S (1991) Psychodynamische Modelle in der Psychiatrie. Vandenhoeck & Ruprecht, Göttingen

Meyer AE (1970) Die Anorexia nervosa und ihre für die Allgemeinmedizin wichtigen Aspekte. Z Allgemeinmedizin 46: 1782–1786

Minkowski E (1923) Etude psychologique et analyse phenomenologique d'un cas de melancholie schizophrenique. J Psychol 20: 543–558

Mohr F (1906) Über Zeichnungen von Geisteskranken und ihre diagnostische Verwertbarkeit. J Psychologie Neurologie 8: 99–140

Mundt Ch, Lang H (1987) Die Psychopathologie der Schizophrenien. In: Kisker KP, Lauter H, Meyer J-E, Müller C, Strömgren E (Hrsg) Psychiatrie der Gegenwart, Bd 4. Schizophrenien. Springer, Berlin Heidelberg New York Tokyo

Nadelson CC et al (1982) A follow-up study of rape. Am J Psychiatry 139: 1266–1270

Naumburg M (1966) Dynamically oriented art therapy: its principles and practices. Grune and Statton, New York

Naumburg M (1960) Schizophrenic art. Grune and Statton, New York

Navratil L (1969) Zeichnungen und Malereien Depressiver. Therapeutische Berichte 41: 180–186

Notman MT, Nadelson CC (1976) The rape victim: psychodynamic considerations. Am J Psychiatry 133: 408–412

Perry S, Cooper AM, Michels R (1987) The psychodynamic formulation: its purpose, structure, and clinical application. Am J Psychiatry 144: 543–550

Peterfreund E (1971) Information, systems and psychoanalysis. International Universities Press, New York

Peterfreund E (1975) How does the analyst listen? On models and strategies in the psycho-analytic process. Psychoanal Contemp Science 4: 59–101

Petzold H (1992) Thymopraktik als Verfahren Integrativer Therapie. In: Petzold H (Hrsg) Die neuen Körpertherapien. Deutscher Taschenbuch Verlag, München

Petzold HG (1974) Integrative Bewegungstherapie. In: Petzold HG (Hrsg) Psychotherapie und Körperdynamik. Junfermann, Paderborn

Petzold H, Orth I (1990) Die neuen Kreativitätstherapien, Bd I, II. Jungfermann, Paderborn

Plokker J (1965) Art from mentally disturbed, the shattered vision of schizophrenics. Little, Brown, Boston

Prinzhorn H (1923) Bildnerei der Geisteskranken. Springer, Berlin Heidelberg

Ratzka G (1994) Rehabilitation schizophrener Menschen aus der Sicht eines Individualpsy-chologen. In: Hutterer-Krisch R (Hrsg) Psychotherapie mit psychotischen Menschen. Springer, Wien New York

Reitman F (1950) Psychotic art. Rutledge and Kegan, London

Rennert H (1966) Die Merkmale schizophrener Bildnerei. Fischer, Jena

Salvisberg H (1982) Therapie von Zwangsneurosen mit dem Katathymen Bilderleben – ein Beitrag zu Kasuistik und Theorie. In: Leuner H, Lang O (Hrsg) Psychotherapie mit dem Tagtraum. Huber, Bern Stuttgart Wien, S 94–111

Scharfetter C (1986) Schizophrene Menschen. Urban & Schwarzenberg, München Weinheim

Schube PG, Cowel JG (1939) Art of psychotic persons. Arch Neurology Psychiatry 41: 707–728

Schultz JH (1955) Grundfragen der Neurosenlehre. Thieme, Stuttgart

Schuster M (1986) Kunsttherapie: Die heilende Kraft des Gestaltens. DuMont, Köln, S 36–43

Schwing G (1940) Der Weg zur Seele der Geisteskranken. Rascher, Zürich

Steinbauer M, Stanzl R (1990) Malgruppen in der psychiatrischen Therapie. TW Neurologie Psychiatrie 4: 474–484

Steinbauer M, Taucher J (1993) Sabine: Falldokumentation einer Patientin mit Zwangs-neurose im Therapieprozeß der integrativen Maltherapie. Musik Tanz Kunsttherapie 1: 29–37

Stekel W (1930) Die Psychologie der Zwangskrankheit. Bericht über den V. allg. ärztl. Kongreß für Psychotherapie in Baden-Baden. Leipzig, S 22–49

Straus E (1960) Psychologie der menschlichen Welt. Gesammelte Schriften. Springer, Berlin Göttingen Heidelberg

Sutherland S, Scherl DJ (1970) Patterns of response among victims of rape. Am J Ortho-psychiatry 40: 503–511

Taucher J, Steinbauer M (1991) Integrative Maltherapie – ein Therapiekonzept. Musik Tanz Kunsttherapie 3: 19–22

Taucher J, Steinbauer M (1994) Malgruppe – psychodynamische Therapie und Diagnostik stationärer psychiatrischer Patienten. Psychotherapeut 39: 158–165

Tellenbach H (1961) Melancholie. Springer, Berlin Heidelberg New York Tokyo

Thomä H (1961) Anorexia Nervosa. Geschichte, Klinik und Theorien der Pubertätsmager-sucht. Klett, Stuttgart

Truant GS, Lohrenz JG (1993) Basic principles in psychotherapy. Am J Psychother 47: 8–32

Wadeson H (1971) Characteristics of art expression in depression. J Nerv Ment Dis 153: 197–204

Wadeson H (1980) Art psychotherapy. Wiley, New York Chichester

Wadeson H, Bunney WE (1970) Manic-depressive art: a systematic study of differences in a 48-hour cyclic patient. J Nerv Ment Dis 150: 215–231

Wadeson H, Carpenter WT (1976) A comparative study of art expression of schizophrenic, unipolar depressive, and bipolar manic-depressive patients. J Nerv Ment Dis 162: 334–344

Wesiack W (1993) Perspektiven einer schulenübergreifenden integrativen und integrierten Psychotherapie. Psychologie Medizin 4: 3–8

Yates A (1991) Child sexual abuse. In: Wiener JM (ed) Textbook of child and adolescent psychiatry. American Psychiatric Press, Washington

SpringerNewsPsychotherapie

Hans Georg Zapotoczky,
Peter Kurt Fischhof (Hrsg.)

Handbuch
der Gerontopsychiatrie

1996. 58 z. T. farbige Abbildungen. XVIII, 537 Seiten.
Gebunden DM 148,–, öS 1036,–
ISBN 3-211-82833-8

Die ständige Zunahme der Lebenserwartung und des Anteils
älterer Menschen an der Gesamtbevölkerung sowie die
sprunghafte Entwicklung auf dem Gebiet der Alterspsychiatrie haben die Herausgeber veranlaßt, die neuesten
Ergebnisse dieser Wissenschaft in einem Handbuch zusam-
menzufassen. Angesichts der Tatsache, daß die Alterspsychiatrie eine interdisziplinäre Wissenschaft ist, wird das
Fachgebiet durch eine größere Zahl von Beiträgen kompeten-
ter Autoren dargestellt. In den einzelnen Beiträgen werden
physiologische und psychopathologische Veränderungen, die
sich aufgrund des Alterns ergeben, ebenso ausführlich
behandelt wie Diagnostik, Therapie und Rehabilitation
gerontopsychiatrischer Erkrankungen. Dieses Handbuch
stellt eine umfassende Informationsquelle auf dem Fachgebiet der Alterspsychiatrie dar. Es richtet sich daher an alle
mit gerontopsychiatrischen Problemen beschäftigten Menschen und damit an Fachärzte, Ärzte für Allgemeinmedizin,
in Ausbildung stehende Ärzte, Psychologen sowie an Studen-
ten der Medizin und Psychologie.

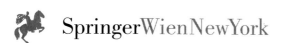

SpringerWienNewYork

P.O.Box 89, A-1201 Wien • New York, NY 10010, 175 Fifth Avenue
Heidelberger Platz 3, D-14197 Berlin • Tokyo 113, 3-13, Hongo 3-chome, Bunkyo-ku